무엇이든 살 빼드립니다

일러두기

이 책에서는 특정 업체명과 상품명에 한하여
표준국어대사전의 표기법에 어긋나더라도 고유 명칭대로 표기하였습니다.
(예: 바른 표기인 '케첩' 대신 '오뚜기 케찹'이 상품의 정식 명칭일 경우 그대로 표기함)

한의사 살빼남이 알려주는 건강한 다이어트

무엇이든 빼드립니다

살

김희준·김린·유수빈·박다빈·이연지·구정모 지음

두사람

작가의 글

안녕하세요, 살빼남입니다. 임상을 보면 정말 다양한 환자분들을 만나게 되는데요, 그때마다 놀라는 부분이 있습니다. 손안에 있는 스마트폰으로 인터넷 검색을 자유롭게 할 수 있는 시대인데도 환자분들이 정확한 다이어트 정보를 잘 모르는 경우가 많다는 것입니다. 인터넷은 정보의 바다라고 하는데 그 바다가 너무 크고 넓으니 오히려 제대로 된 정보를 찾기가 어려워서 그런 것 같습니다.

바로 그런 환자분들에게 정확한 다이어트 정보를 쉽고 재미있게 전달하기 위해 살빼남 유튜브를 시작하였습니다. 처음에는 제가 진료한 환자분들의 교육용으로만 제작했으나 점점 구독자들이 많아지면서 더 많은 시청자에게 더 좋은 정보를 쉽고 재미있게 전달하는 데 욕심이 생겼습니다. 그렇게 달려오다 보니 지금에 이르게 되었지요.

그러면서 한 가지 욕심이 또 생겼는데 바로 유튜브의 내용을 바탕으로 책을 잘 엮어서 내보면 어떨까 하는 생각이었습니다. 유튜브의 영상은 아무래도 매체의 특성상 각 테마들이 독립적으로 분절되어 있고 하나의 관점으로 연결되지 않습니다. 반면 책은 다양한 테마들을 일관된 서사로 꿰뚫어 전달할 수 있습니다. 그러므로 책은 다이어트에 대한 통합적인 시각을 제공할 수 있습니다.

《무엇이든 살 빼드립니다》는 그런 의도에서 1년의 긴 시간을 준비한 끝에 출판하게 되었습니다. 그동안 저와 같이 해주고 앞으로도 같이 할 우리 피디님 두 분께 감사드립니다. 또한 같이 고생한 빼린이 원장님도 수고 많으셨습니다. 마지막으로 항상 힘이 되어준 우리 가족과, 저에게 무한한 아이디어와 용기를 준 우리 환자분들, 시청자분들, 구독자분들 너무나 감사드립니다. 그럼 즐거운 다이어트 되세요!

2021년 9월

김희준

차례

작가의 글 004

Q & A. 다이어터가 가장 많이 하는 질문 12 012

건강한 다이어트를 위한 식단과 운동 018

PART 1. 살, 아는 만큼 빠진다

탄수화물, 제대로 알고 있을까? … 좋은 탄수화물과 나쁜 탄수화물 022

다이어트 잡학사전 1 … 탄수화물과 지방, 뭐가 더 살이 찔까? 026

단백질은 무한대로 먹어도 될까? … 단백질 섭취의 장단점 028

다이어트 잡학사전 2 … 이젠 식이섬유를 챙기자 034

칼로리의 노예에서 벗어나자 … 칼로리의 진실 036

얼마나 먹었느냐 vs 언제 먹었느냐 … 타이밍과 총 칼로리량의 관계 040

다이어트 잡학사전 3 … 칼로리, 제대로 알아두자 044

가장 핫한 다이어트 방법 4 … 간헐적 단식 vs 시간제한 다이어트 vs 에프엠디 vs 1일 1식 046

PART 2. 다이어트하는 마음엔 위로가 필요해

당기는 음식으로 알아보는 심리 상태 … 다이어트와 감정 상태의 연관성 056

다이어트의 적, 가짜 식욕 … 가짜 식욕 구별 및 해결 방법 060

다이어트 잡학사전 4 … 매운 음식을 먹으면 정말 살이 빠질까? 066

맛있는 것은 왜 살찔까? … 우리가 먹을 수밖에 없는 이유 069

다이어트에 힘을 주는 비타민 … 비타민, 미네랄 다이어트 073

나는 다이어트 강박증일까? … 강박증 이기는 방법 077

다이어트 잡학사전 5 … 살찌게 만드는 뚱보균이 정말 있을까? 080

PART 3. 조금 더 쉬워지는 다이어트

아침 식사는 반드시 하자 … 다이어트에 아침 식사가 필요한 이유 084

밤낮이 바뀌면 살이 찌기 쉬울까? … 생체 리듬과 다이어트의 관계 089

다이어트 잡학사전 6 … 쾌변을 하면 정말 살이 빠질까? 092

다이어트 중 잠을 잘 못 자는 이유 … 충분한 수면을 위해 하지 말아야 할 행동 094

커피를 마시면 살이 빠질까? … 커피와 다이어트의 관계 098

담배를 피면 다이어트에 도움이 되나요? … 흡연과 다이어트의 관계 104

한식이 다이어트에 좋나요? … 고추장, 된장, 간장의 특징 108

다이어트 잡학사전 7 … 야, 너도 외식할 수 있어! 114

PART 4. 먹으면서 살 빼자

면이 살찔 수밖에 없는 이유 … 다이어트 중 면 먹는 방법 118

다이어트 잡학사전 8 … 다이어트 면 요리 순위 125

과일도 잘못 먹으면 살찐다 … 올바른 과일 섭취 방법 127

다이어트 중 빵을 먹어도 될까? … 나에게 맞는 다이어트 빵 132

다이어트 잡학사전 9 … 시리얼의 비밀 138

살찌지 않게 소스 먹는 방법이 있다? … 케첩, 머스터드, 마요네즈 섭취법 140

계란프라이 vs 삶은 계란 어떤 게 좋을까 … 다이어트할 때 계란 먹는 법 145

다이어트 잡학사전 10 … 소금을 먹어야 하는 이유 148

다이어트할 때 고기 먹어도 될까? … 다이어트 중 육고기 섭취 방법 150

PART 5. 운동은 어떻게 해야 할까

운동을 꼭 해야 할까? … 운동에 집착하지 않아도 되는 이유 160

다이어트 중 운동하면 좋은 이유 …초보 다이어트를 위한 운동 164

운동을 많이 할수록 살이 더 빠질까? … 효과적인 운동 시간 168

운동하고 밥 먹기 vs 밥 먹고 운동하기 … 다이어터의 최대 고민 1 172

실컷 먹고 운동하기 vs 조금 먹고 운동하지 않기 … 다이어터의 최대 고민 2 175

이게 정말 내 몸무게 맞아? … 올바른 체중 측정 방법 178

다이어트 잡학사전 11 … 정확한 체중 측정 방법 랭킹 8 181

PART 6. 체중이 줄면 일어나는 일

다이어트 정체기란 무엇일까? … 넓은 의미의 정체기 vs 좁은 의미의 정체기 186

다이어트 잡학사전 12 … 다이어트 정체기를 겪을 확률 191

다이어트 정체기 어떻게 극복할까? … 시기별 정체기 극복 방법 194

다이어트하면 근손실이 오나요? … 다이어트와 근육량의 관계 198

다이어트 시작하고 생리불순이 왔어요 … 생리불순 대처 방법과 예방법 202

살이 빠지니 머리카락도 같이 빠져요 … 다이어트와 탈모의 관계 206

다이어트를 하면 면역력이 떨어지나요? … 면역력 높여주는 다이어트 방법 210

PART 7. 지속 가능한 다이어트

다이어트 어떻게 해야 성공할까? … 스파르타식 vs 여유로운 다이어트 216

가장 먼저 끊어야 할 음식 … 살찌게 하는 최악의 음식 다섯 가지 221

반드시 먹어야 하는 음식 … 의외로 끊으면 안 되는 음식 225

다이어트 잡학사전 13 … 다이어트엔 물이 필수 229

황금기 다이어트에 도전해볼까 … 황금기 다이어트의 꿀팁 231

여성의 다이어트, 남성의 다이어트 … 성별에 따라 다이어트 방법이 다르다 237

한 달에 몇 킬로까지 빼는 게 적당할까? … 적당한 다이어트 속도 241

다이어트 잡학사전 14 … 천천히 먹으면 살이 빠질까? 245

부록. 한의학 다이어트의 궁금증 5 250

Q & A

다이어터가 가장 많이 하는 질문 12

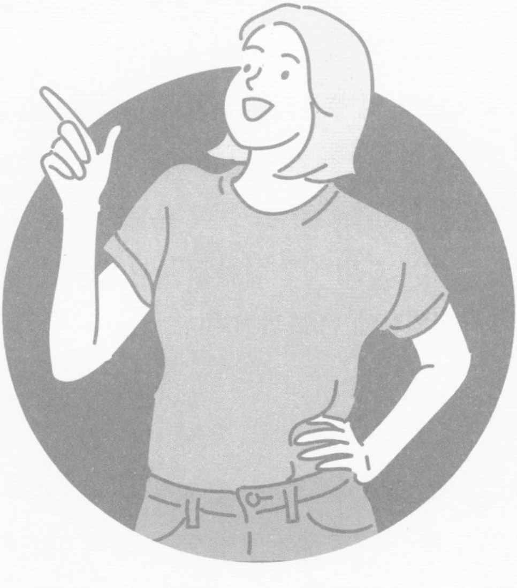

Q & A
다이어터가 가장 많이 하는 질문 12

Q1. 단백질은 무한대로 먹어도 될까요?

A. 단백질은 3대 영양소 중에서도 식욕을 억제하는 데 가장 효과가 좋다. 또 다이어트로 체중 감소 시에 근육량 유지는 물론 뼈 건강에도 도움을 주며 체중 감소 후 요요 방지에도 큰 역할을 한다. 하지만 단백질만 먹으면 신장 손상 및 통풍의 우려가 있다. 또한 보통 지방과 단백질을 같이 섭취하는 경우가 많기 때문에 체중이 증가할 수 있고 암이나 심혈관 질환 발생 위험도 높아진다. 한식 위주의 식단에는 단백질이 비교적 풍부하다. 그러므로 단백질 섭취를 늘리기보다는 탄수화물의 양을 줄이는 것이 다이어트에 더 효과적이다.

Q2. 간헐적 단식에 대해 알려주세요

A. 간헐적 단식은 일반적으로 '5:2(5일은 먹고 2일은 단식) 다이어트'로 알려졌지만, 넓은 의미에서 보면 금식과 비금식을 정해진 시간 안에 규칙적으로 반복하는 모든 식이요법을 말한다. 주기적 단식과 비교되는데 간헐적 단식은 보통 48시간 이내에 이루어지고, 주기적 단식은 48시간 이상 동안 이루어지는 것을 가리킨다. 먹는 날과 굶는 날을 번갈아가며 하는 방식과 몇 시간은 굶고 몇 시간은 먹는 시간제한 섭취 방식이 있다. 단기적 다이어트보다는 장기적으로 체중 감량을 계획하는 경우 효과적이다.

Q3. 가짜 식욕 없애는 방법을 알려주세요

A. 진짜 식욕은 건강에 이롭지만 가짜 식욕은 생존과 아무런 상관이 없고 채우면 채울수록 더욱 강해져 건강에 해롭다. 가짜 식욕은 수분 부족, 영양 부족, 식이섬유 부족, 호르몬 불균형, 복합 스트레스 등으로 인해 생긴다. 가짜 식욕을 없애려면 수분을 충분히 섭취하고 채소와 과일, 종합 영양제를 챙겨 먹어야 한다. 탄수화물, 단백질, 지방 섭취도 필요하다. 무엇보다 규칙적인 생활 습관과 충분한 식사를 통해 진짜 식욕을 찾는 것이 가장 중요하다.

Q4. 다이어트 강박증을 떨쳐내고 싶어요

A. 다이어트 강박증과 불안 증세가 더해지면 거식증과 같은 섭식장애에 시달리거나, 폭식증과 같이 잘못된 식습관이 반복되어 고도비만이 되기도 한다. 다이어트 강박증이 있을 경우 물만 마셔도 체중을 측정하는 등 체중에 지나치게 집착하게 된다. 몸무게에 집착하기보다는 올바른 다이어트 과정에 집중해야만 한다. 먹는 것에 죄책감을 느끼고 그로 인한 스트레스를 다시 먹을 것으로 풀지 않도록, 건강을 위한 진짜 다이어트에 도전하자.

Q5. 다이어트 시 운동은 꼭 필요한가요?

A. 다이어트에서 식이조절이 차지하는 비중은 75~80%, 운동은 20~25% 정도다. 운동 자체만으로는 생각보다 칼로리 소모가 적고 오히려 운동 후에 식욕이 증가해 과식하는 경우도 많다. 운동은 식이요법을 전제로 다이어트 효과를 높이는 데 목적을 두어야 한다. 다이어트 중 운동을 하면 다이어트 정체기 극복과 요요 현상 방지, 식욕 조절로 인한 스트레스 완화에 도움이 된다. 운동은 쉬운 것부터 하루 30분, 일주일에 5회 이상 하는 것이 좋다.

Q6. 다이어트 정체기를 극복하고 싶어요

A. 다이어트 정체기란 넓은 의미에서는 '살이 잘 안 빠진다', 좁은 의미로는 처음에는 잘 빠지다가 '다이어트 방식은 여전히 유지하고 있는데 체중 감량 속도가 확 떨어지거나 아예 멈추는 것'을 뜻한다.

다이어트 정체기는 시기별로 대처하는 방법이 다르다. 다이어트 초기라면 단백질 섭취를 늘리고 운동 강도를 높여 기초대사량을 늘리는 것이 좋다. 다이어트를 시작한 지 6개월 정도 지났다면 균형 있는 식단을 통해 건강을 챙기고 체중 감량 목표를 조절하며 스트레스를 관리해야 한다.

Q7. 한 달에 몇 킬로 정도 빼야 할까요?

A. 체중을 급격하게 감량하면 지방 대신 근육이 빠지고 신진대사가 느려져 다이어트 효율이 떨어진다. 또 영양 불균형으로 탈모, 면역력 저하, 생리불순 등의 문제가 생기기도 한다. 적정 감량 속도는 1개월간 몸무게의 3~5% 정도가 적당하다. 의료인의 지도를 통해 제대로 된 다이어트를 한다면 감량 성공률을 높이고 요요도 방지할 수 있다. 단기간에 체중을 빼는 것에만 목표를 두지 말자. 그보다는 건강한 생활 패턴과 식습관을 통해 감량한 체중을 유지하는 것에 중점을 둬야 한다.

Q8 . 다이어트 시 수면이 중요한가요?

A. 다이어트를 하게 되면 식사량이 적어지기 마련이다. 식사량이 갑자기 줄면 평소보다 깊은 잠을 자지 못해 피로가 누적되고, 그 때문에 오히려 체중이 늘 수 있다. 또한 다이어트 스트레스로 인한 야식 섭취, 아침 식사 거르기, 너무 늦은 시간에 하는 운동, 잠들기 전 술 섭취, 과다한 커피 섭취량도 잠을 잘 못 이루는 이유다. 충분하고 질 좋은 수면을 통해 에너지를 비축하고 피로를 회복하면 식욕이 감소하여 식사량 조절이 쉬워지고 다이어트 효율도 높아진다.

Q9. 아침을 먹는 게 다이어트에 좋을까요?

A. 아침을 거르면 밤에 식욕이 증가해 야식을 먹게 되고 다음 날 속이 더부룩해 다시 아침을 거르는 패턴이 반복된다. 이런 습관이 지속되면 소화기가 나빠지고 수면 주기까지 망가진다. 아침 식사를 하면 규칙적인 생활과 건강한 수면 주기를 유지하게 되어 폭식을 방지하는 것은 물론 건강한 다이어트에도 큰 도움을 준다. 매일 아침 소화가 잘되는 음식 위주로 적당량을 꾸준하게 섭취하는 것이 가장 좋다.

Q10. 다이어트 중 고기를 먹어도 될까요?

A. 고기에는 우리 몸에 필요한 필수아미노산과 필수지방산이 풍부하다. 필수아미노산과 필수지방산은 체내에서 합성되지 않기 때문에 반드시 음식으로 섭취해야 한다. 그러므로 다이어트 중에도 고기는 반드시 섭취해야 한다. 지방이 적은 닭고기, 오리고기가 가장 좋다. 닭고기 중에서는 닭가슴살이 압도적으로 지방이 적다. 돼지고기는 삼겹살보다는 지방이 적은 안심이나 등심 부위를 먹도록 하자.

다이어트 중 고기를 섭취할 때에는 물로 조리하는 방법이 가장 좋다. 하지만 국물과 다른 건더기의 과다 섭취는 조심해야 한다. 고기를 구워 먹을 때는 달콤한 양념은 피해야 한다.

Q11. 야식은 왜 위험한 걸까?

A. 낮에 먹든 밤에 먹든 똑같은 음식이면 큰 차이 없을 것 같은데, 왜 야식은 금물이라는 걸까? 사실 밤에는 낮에 먹던 음식과 똑같은 걸 먹지 않을 가능성이 높다. 치킨이나 피자, 맥주 등 낮 동안에 생각나지 않던 메뉴들이 당기기 때문이다. 야식을 자꾸 먹다 보면 야식증후군이 생긴다. 밤에 식욕이 증가하고 수면의 질이 떨어지며, 아침을 먹으면 속이 거북하고 소화기능이 떨어지는 증후군이다. 야식 섭취가 반복될수록 야식증후군은 더 심해져 다이어트에 큰 방해가 된다.

Q12. 다이어트할 때 물을 꼭 많이 마셔야 하나요?

A. 다이어트가 아니더라도 인간은 생존하기 위해 물을 마셔야 한다. 물은 인체 생리 신진대사의 기본 물질이기 때문에 우리 몸에 반드시 필요하다. 다이어트 시 지방분해에 수분을 사용하기 때문에 물은 더 부족해진다. 그로 인해 변비가 생기기도 한다. 따라서 살이 원활하게 빠지도록, 또 건강을 위하여 다이어트를 할 때에는 물을 충분히 마셔야 한다.

건강한 다이어트를 위한 식단과 운동

다이어트 대원칙 3

1. 매일 같은 시간에 규칙적으로 식사하자

하루 세끼 제시간(오전 9시, 오후 1시, 오후 6시)에 식사하자.

2. 살찌지 않는 음식 위주로 식사하자

다이어트 시 달콤한 음료, 밀가루 음식, 술, 튀김은 가장 먼저 끊어야 한다. 대신 밥, 물, 고기를 충분하게 섭취해야 한다.

3. 먹는 음식의 총량을 줄이자

다이어트 시 음식 섭취에서 중요한 것은 시간 〉 종류 〉 양 순서다. 에너지 소비가 없는 밤에 먹는 야식은 피해야 한다. 또 오늘 내가 얼마나 먹었는지 칼로리 카운팅을 하는 것이 좋다.

다이어트할 때 지켜야 할 사항 6

1. 삼시 세끼 외에 간식, 야식 등 추가적인 음식 섭취 금지

적은 양의 간식도 인슐린 분비를 촉진시킨다. 인슐린 분비가 자주, 많이 될수록 살은 더 쉽게 찐다. 오후 7시 이후 또는 잠들기 전 4시간 전에는 공복 상태를 유지하자.

2. 술은 다이어트 하는 동안 절대 마시지 않기

술을 마시면 이틀 동안 지방, 탄수화물 분해를 막고 오히려 지방을 합성하여 다이어트 효과를 반감시킨다. 또 술을 마시면 식욕 조절이 힘들고, 특히 내장 지방과 뱃살이 찌게 된다.

3. 아침은 반드시 챙겨 먹자

아침을 먹지 않으면 야식을 먹게 될 확률이 높다. 반복적인 야식 섭취로 야식 증후군이 생기면 아침 식사 후 속이 더부룩하며, 밤에 음식이 당기고, 수면이 질이 좋지 않아 항상 피곤하며, 소화 능력이 떨어진게 된다. 오랫동안 아침 식사를 하지 않았다면 유동식, 죽, 과일 등 아침에 간단하게 먹을 수 있는 음식부터 먹도록 하자.

4. 하루에 물 2L를 꼭 마시자

물을 마시면 지방연소율이 증가하며 식욕이 줄어든다. 또 물을 충분히 섭취하면 다이어트 시 발생할 수 있는 변비를 예방할 수 있다. 물은 씹어 마시고 미지근하게 마시는 것이 좋다.

5. 식사 구성은 밥+채소 80%, 단백질 20%를 기본으로 하자

밥은 잡곡밥 또는 감자, 고구마, 단호박 등을 식사 대신으로 하는 것이 좋다. 채소는 식이섬유가 풍부하고 포만감을 주는 잎채소가 가장 좋다. 단백질은 백색고기(닭가슴살)와 등푸른생선, 버섯, 콩, 두부에서 섭취하고 지방이 많은 고기(삼겹살, 차돌박이 등)는 먹지 않는 것이 좋다.

6. 운동은 하루 30분, 약간 숨이 차고 땀이 조금 날 정도가 좋 다

다이어트 시 운동은 하루 30분~1시간 정도, 다음 날 몸이 조금 뻐근할 정도로 하는 게 가장 효율이 좋다. 살이 빠지는 데 식이요법 80%, 운동은 20% 비중을 차지한다. 실질적으로 운동은 살이 빠지는 데 큰 도움이 되지는 않지만 요요와 정체기를 방지하고 쉽게 극복할 수 있게 해준다. 또한 건강 증진, 근육량 유지(살처짐, 주름 방지)를 위해 운동하는 것이 좋다.

PART 1.

살, 아는 만큼 빠진다

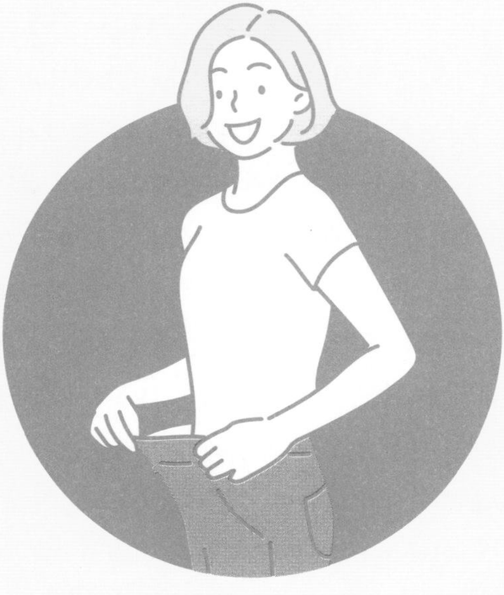

탄수화물,
제대로 알고 있을까?

좋은 탄수화물과 나쁜 탄수화물

탄수화물=살찜

다이어터들에게 늘 회자되는 공식이다. 탄수화물을 줄여야 다이어트에 효과가 있다는 사실은 이미 널리 알려졌다. 그래서 다이어트 최대의 적으로 탄수화물을 꼽는다. 건강 측면에서도 탄수화물 과잉 섭취는 좋지 않다. 과자나 케이크 등 탄수화물이 많이 포함된 간식을 자주 먹으면 체중이 느는 것은 물론이고 대사증후군 위험성도 높아진다. 여성의 경우 자궁암 발병률 또한 높아진다. 단백질, 지방, 핵산과 함께 우리 몸에 꼭 필요한 탄수화물은 어쩌다 다이어트의 적이 되었을까?

사실 위 공식은 반은 맞고 반은 틀리다. 탄수화물은 지방, 단백질과 함께 우리 몸을 유지시키기 위한 칼로리를 만든다. 특히 뇌의 유일한 에너지원이기도 한다. 탄수화물의 역할은 이렇게 중요하기에 무조건 피하고 멀리하기보다는 잘 다스리고 조절해서 섭취해야 한다. 적을 알고 나를 알면 백전백승이란 말처럼 성공적인 다이어트를 위해 가장 먼저 탄수화물에 대해 제대로 알아보자.

살 안 찌는 탄수화물 섬유질

진짜 제대로 된 다이어트를 하고 싶다면 이 공식을 외워두자.

탄수화물=식이섬유+당질

'식이섬유가 탄수화물이라고?' 하는 궁금증이 생길 것이다. 몸에 좋다고 알려진 바로 그 식이섬유가 맞다. 식이섬유는 섬유질이라고도 하는데 바로 탄수화물의 일종이다. 그러므로 탄수화물 함량이 높다고 해서 무조건 살찌는 음식이 아니다. 탄수화물 비중이 굉장히 높은 음식인데 대부분 섬유질이라면 그 식품은 다이어트에 좋은 식품이다. 식이섬유는 크게 불용성과 수용성 두 가지로 구분된다.

불용성 식이섬유

주로 섬유질이라고 불리며 물에 녹지 않고 수분을 흡수해 대변의 부피를 증가시킨다. 또한 대장의 활동을 왕성하게 해 변비 증상을 줄여준다. 통곡물, 견과류, 과일, 채소 등에 들어 있는데 특히 씨앗, 껍질, 줄기 등에 풍부하다. 그뿐만 아니라 브로콜리에도 많이 들어 있다. 하지만 불용성 식이섬유를 너무 많이 섭취하면 칼슘, 철분, 아연 등 영양소의 흡수를 방해한다.

수용성 식이섬유

소화기관에서 물과 결합해 젤리처럼 부드럽고 끈적거리는 형태로 변한다. 수분이 체내에 더 많이 흡수되도록 하며, 활발한 장 운동을 돕는다. 그로 인해 변이 부드러워져 위장관을 쉽게 미끄러지게 된다. 또 콜레스테롤, 당분과 결합에 이 물질들이 혈액으로 흡수되는 것을 방지하기 때문에 혈중 콜레스테롤과 혈당 수치를 조절하고 당뇨병과 심장 질환을 예방한다.

수용성 식이섬유는 포만감을 높여 체중 조절에 도움이 된다. 미국 웨이크 포레스트 뱁티스트 의료센터 연구에 따르면 매일 수용성 식이섬유 섭취량을 10g만 늘려도 5년간 복부 지방이 4% 감소한 것으로 나타났다. 다시마, 김, 곤약 등 해조류와 과일에 많이 들어 있다.

살찌는 탄수화물 당질

당질은 단백질 혹은 지질처럼 당으로 구성된 물질이다. 살을 찌게 하는 주범은 탄수화물 중에서 바로 당질이다. 당질 중에서도 유독 살찌게 하는 부분이 당류인데, 당류는 쉽게 설탕이라고 생각하면 된다.

당류에는 단당류와 이당류가 있다. 단당류는 말 그대로 당 분자가 한 개라서 더 이상 분해되지 않으며 다당류를 형성하는 기본 단위다. 과일에 들어 있는 과당이 단당류에 속한다. 이당류는 당분자 두 개가 결합한 것으로 백설탕이 바로 이당류다. 다당류는 여러 단당류가 연속적으로 결합한 것으로 녹말, 글리코겐, 셀룰로스가 다당류다.

영양성분표에서 탄수화물 읽기

탄수화물에 대해서 제대로 알았으니 평소에도 영양성분표를 확인하는 습관을 길러보자. 시중에서 쉽게 볼 수 있는 '미닛메이드 오리지널 포도주스'의 영양성분표를 예로 들어 살펴보려 한다. 과일을 착즙하여 만든 주스라고 하면 건강에 도움이 될 듯하여 병문안 선물로 많이 찾는다. 하지만 과일주스는 식품으로는 괜찮을지 몰라도 다이어트에는 좋지 않다.

미닛메이드 오리지널 포도주스 영양성분표 영양정보 총 내용량 180ml / 80kcal		
나트륨 28mg 1%	탄수화물 20g 6%	당류 19g 19%
지방 0g 0%	트랜스지방 0g	포화지방 0g 0%
콜레스트롤 0mg 0%	단백질 9g 0%	칼슘 39mg 6%
1일 영양성분 기준치에 대한 비율(%)은 2,000kcal 기준이므로 개인의 필요 열량에 따라 다를 수 있다.		

위 영양성분표를 보면 탄수화물 20g이라고 표시되었지만 식이섬유가 없다. 대신 바로 옆에 당류 19g이 있다. 탄수화물 20g 중 거의 대부분인 19g이 당류, 즉 설탕인 셈이다. 탄수화물 중에서도 살을 찌게 하는 것만 있다.

과일은 원래 식이섬유가 많아서 전체 탄수화물 중에 많은 부분을 식이섬유가 차지한다. 하지만 주스로 만들거나 갈아버리면 대부분의 식이섬유가 파괴된다.

다이어트 잡학사전 1

•••

탄수화물과 지방,
뭐가 더 살이 찔까?

3대 영양소인 탄수화물, 단백질, 지방. 그중 단백질을 제외하고 지방과 탄수화물 중 우리를 더 살찌게 만드는 영양소는 무엇일까? 최근 유행하는 '저탄고지'식 다이어트란 탄수화물 섭취를 줄이고 지방 위주로 먹자는 뜻이다. 하지만 다이어트란 지방을 빼려고 하는 것인데, 지방을 먹으면 오히려 살이 더 찌지 않을까?

고탄수화물 음식과 혈당지수

탄수화물 1g의 칼로리는 4kcal, 지방 1g은 9kcal다. 숫자만 보면 지방의 칼로리가 더 높고 살도 훨씬 더 찔 거라고 생각할 수 있지만 아니다. 의외로 탄수화물이 더 문제다. 바로 혈당지수[GI] 때문이다. 혈당이 올라가면 인슐린이 분비되는데 이 인슐린이 바로 지방 합성의 주범 중 하나이다. 고탄수화물 음식을 먹으면 혈당지수가 쉽게 올라간다. 혈당지수는 100이 만점인데 순수한 포도당이 100이며, 여기서 포도당이 곧 탄수화물이다.

탄수화물이 주는 행복

임상에서 만나는 환자들 중 "나는 소고기의 지방만 먹어요, 제가 좋아하는 음식은 식용유예요." 하고 말하는 사람은 없다. 대부분 "전 면을 좋아해요", "전 빵순이예요, 전 초콜릿을 좋아해요." 하고 말한다. 이처럼 사람들은 지방보다 탄수화물을 많이 먹고 선호도도 높다. 탄수화물은 에너지로 즉시 전환되므로 먹었을 때 쾌감이 다른 음식에 비해 높기 때문이다. 우리의 디엔에이[DNA]에 박혀 있는 본능이라고 할 수 있다. 탄수화물 대신 지방을 섭취하는 게 무조건 괜찮다는 뜻은 아니다. 맛있는 음식은 보통 고탄수화물과 고지방이므로 둘 다 조심해야 한다.

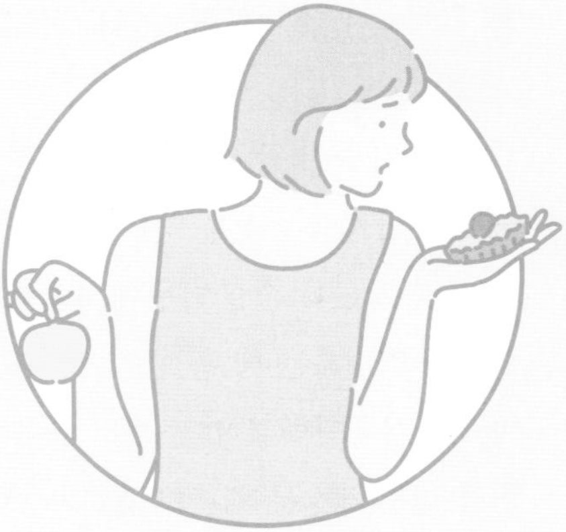

단백질은 무한대로 먹어도 될까?

단백질 섭취의 장단점

인간이 생명을 유지하기 위해 반드시 필요한 탄수화물, 지방, 단백질을 3대 영양소라 부른다. 그런데 다이어트할 때는 탄수화물과 지방이 좋지 않으니 '단백질만 먹으면 되는 거 아닌가요?'라는 질문을 종종 받는다. 단백질은 정말 아무리 많이 먹어도 살이 안 찔까?

단백질만 많이 먹을 경우 장점

탄수화물, 지방보다 식욕과 허기짐 감소에 효과

단백질은 3대 영양소 중에서도 식욕을 억제하는 데 가장 효과가 좋다. 식욕을 돋우는 호르몬인 그렐린을 억제하고 반대로 포만감을 주는 호르몬인 펩타이드peptide YY를 촉진한다. 또한 섬유질과 같이 먹었을 때 가짜 식욕을 억제하는 데도 큰 도움을 준다.

체중 감소 시에도 근육량 유지에 도움

보통 체중이 줄 때 그 35%가 근육에서 빠진다. 단백질을 적절히 섭취하면 근육량 손실을 막을 수 있다. 최근 발표된 한 연구에 따르면 노화에 따른 근육 손실 예방에 필요한 아미노산인 류신은 근육 단백질의 합성을 촉진하는 데 중요한 역할을 하며, 이 류신의 훌륭한 공급원 중 하나가 유청단백질이다. 특히 유청단백질은 저칼로리 식단과 함께 섭취할 경우 체성분 개선의 효과가 더욱 증가한다. 체중 감량 시 유청단백질을 섭취하면 근육량을 유지하는 데 큰 도움이 된다.

뼈 건강에 도움이 된다

장기 연구들을 보면 단백질 섭취가 뼈 건강에 큰 도움이 된다는 결과가 있다. 특히 폐경기 이후 여성이나 골다공증 위험이 있는 경우 뼈 건강에 단백질이 중요하다.

체중 감소와 요요 방지에 도움

단백질은 지방과 탄수화물에 비해 소화 시 칼로리 소모가 크다. 따라서 고단백 식이를 하면 지방, 탄수화물을 많이 먹는 것에 비해 대사량이 늘어나고 칼로리 소모도 늘릴 수 있다. 또 장기적으로 봤을 때 신진대사가 활성화되고 지방과 탄수화물을 덜 먹게 된다. 그러므로 칼로리 섭취를 줄일 수 있고 요요를 방지할 수 있다.

단백질만 많이 먹으면 생기는 문제점

신장 손상 우려

단백질의 주 구성 요소인 질소는 신장에서 걸러낸다. 하지만 단백질을 너무 많이 섭취하면 신장에 부담을 줘 문제가 생길 수도 있다. 젊거나 건강한 사람은 괜찮지만 고령이거나 본래 신장이 좋지 않은 경우, 또 유전적으로 고위험군인 사람들은 고단백 식이를 장기간 유지하면 위험할 수 있다.

통풍 우려

단백질 중 사람들이 가장 선호하는 음식은 동물성 단백질이다. 동식물이 원료인 식품에는 푸린체가 들어 있는데 푸린체가 몸 안에서 분해되면서 요산이 발생한다. 그런데 이 요산은 신장에서 배설되지 않고 체내에 축적되면서 요산나트륨의 결정으로 조직에 침착한다. 이때 염증이 발생하는데 이것이 바로 통풍이다. 통풍이 근육량을 유지하기 위해 단백질을 많이 먹는 사람들에게서 발생하는 이유다.

체중 증가, 암 유발, 심혈관 질환

아무리 단백질만 추출해서 먹는다고 해도 단백질 섭취량을 늘리다 보면 지방 또한 많이 먹게 된다. 돼지고기, 소고기 등 적색 고기에는 지방도 많이 포함되어 있어서 체중이 늘 수 있다. 거기에 발암 물질, 호르몬까지 섭취하게 되어 암 발병 위험도 높아진다. 또 적색 고기와 유제품을 동시에 많이 먹으면 포화 지방과 콜레스테롤 때문에 심혈관 질환 발생 위험도 치솟는다. 단백질이 탄수화물과 지방에 비해 살이 덜 찌는 것이지 0칼로리가 아니기 때문에 지나치게 많이 먹으면 당연히 살이 찐다.

소화기 문제

탄수화물을 줄이고 단백질만 많이 섭취하면 몸이 케토시스ketosis 상태로 들어가면서 케톤산증이 생긴다. 혈중에 아세톤이 증가하고 입 냄새가 발생하는데, 당뇨병일 때 증상이 더욱 두드러진다. 또 탄수화물을 제한한 고단백질 식단일수록 변비와 설사 확률이 높아지므로 반드시 식이섬유를 보충하고 물을 많이 마셔야 한다.

단백질 섭취 한계량 vs 적당량

단백질 섭취로 체중 감소 효과를 보려면 지방이 없는 양질의 단백질만 적절한 양으로 먹어야 한다. 그럼 단백질을 어느 정도까지 먹어야 안전할까?

구분	체중 1kg당 하루 단백질 한계량
운동선수	3.5g
건강한 성인	2g

보통의 건강한 성인은 체중당 2g이 적당하다. 예를 들어 체중이 70kg이면 단백질을 하루 140g까지 섭취해도 안전하다. 위의 표에서 말하는 운동선수란 프로 선수들을 가리키는 것으로, 본인이 운동을 좀 한다고 해서 운동선수만큼 섭취하는 건 금물이다.

탄수화물을 줄이고 상대적으로 지방과 단백질의 비중을 늘리는 다이어트의 대명사는 바로 '저탄고지 다이어트'다. 이러한 방식으로 체중을 줄일 때 단백질을 무한대로 먹어도 될까? 일단 키토제닉(저탄고지)은 말 그대로 저탄수화물, 고지방을 섭취하는 방식이다. 지방을 분해해서 에너지원으로 쓰는 원리인 것이다. 따라서 단백질 상한이 없으며 권장량도 따로 없다.

하루 총 칼로리량의 20~25%까지 단백질로 먹는 것을 권장한다. 여성 평균 하루 권장 칼로리량인 2,000kcal로 봤을 때 단백질은 25%, 즉 125g이다. 저탄수화물 고단백인 앳킨스 다이어트에도 단백질 상한이 있다. 보통 30% 정도로 잡으며 1일 단백질 150g 정도이다.

3대 영양소	칼로리 비율	1g 당 칼로리
지방	65~75%	9kcal
단백질	20~25%	4kcal
탄수화물	5% 이하	4kcal

한국영양학회에 의한 단백질의 1일 권장 섭취량은 남녀노소에 따라 다르지만 보통 45~55g 사이이다. 닭가슴살 100g에 단백질은 23g 전후이므로 시중에서 파는 닭가슴살 200~250g 정도면 하루 섭취량이 채워진다.

1일 단백질 권장량	45~55g	닭가슴살 200~250g, 달걀 400g
1일 단백질 권장 비율	10~35%	탄수화물 45~65%, 지방 20~35%

단백질 섭취가 많은 우리네 식단

하루 동안 먹는 전체 음식의 10~35%가 단백질이면 된다. 2013년 국민건강통계 자료를 보면 한국인은 권장량보다 단백질을 많이 먹는다. 한국인의 주식인 쌀만 해도 7%가 단백질이다. 그래서 다이어트를 하는 사람들 대부분은 특별히 단백질 섭취량을 늘릴 필요는 없고, 먹는 것에서 탄수화물만 줄이면 되는 경우가 많다.

한국인 단백질 섭취량

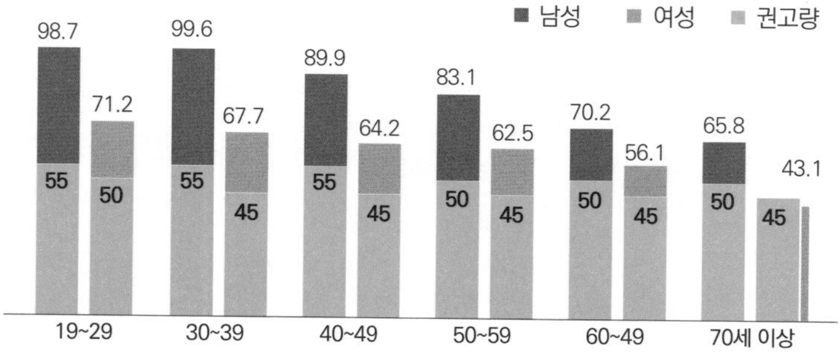

필수 아미노산이 충분히 함유되어 있는 완전단백질 급원식품으로는 소고기, 돼지고기, 닭고기 등 동물성 육류와 생선, 달걀, 우유 및 유제품(치즈, 요거트) 등이 있다. 곡류, 견과류, 대두 등은 일부 필수아미노산이 양적으로 부족하기 때문에 완전단백질 급원식품과 함께 섭취하는 것을 추천한다.

앞에서 말한 대로 단백질 외 영양소의 과잉 섭취가 문제다. 지방, 콜레스테롤, 호르몬 등을 같이 먹지 않도록 주의해야 한다. 유제품과 적색 고기 비중은 줄이고 생선, 닭가슴살과 같은 백색 고기와 콩 같은 식물성 단백질의 비중을 늘리는 것이 좋다.

〈단백질의 주요 급원식품 및 함량〉

급원식품	단백질 함량(g/100g)	급원식품	단백질 함량(g/100g)
소고기(한우안심)	20.8	달걀	11.4
돼지고기(목살)	20.2	검은콩(마른 것)	34.3
닭고기	19.0	두부	7.6
생선, 고등어	20.2	두유	4.4
어묵	11.8	우유	2.8
새우(보리새우)	15.1	치즈	18.3
맛조개	9.7	요거트(호상)	5.2

다이어트 잡학사전 2

이젠 식이섬유를 챙기자

사람은 체내에서 에너지를 생성하는 탄수화물, 지방, 단백질 등 영양소를 섭취해야 살 수 있다. 섬유질은 이러한 영양소와 달리 사람의 소화 효소로는 소화되지 않고 몸 밖으로 배출되는 고분자 탄수화물이다.

1970년대 초 섬유질을 적게 섭취하는 사람에게 대장암을 비롯해서 심장병, 당뇨병 등의 성인병이 많다는 학설이 발표되면서 섬유질에 대한 관심이 높아졌다. 이후 1985년 세계보건기구WHO는 식이섬유를 식물성 식품뿐 아니라 동물성 식품까지 포함해 '인간의 소화 효소로 분해되지 않는 식품 중 고분자의 난소화성 성분'으로 그 효능을 인정했다. 또 '아카이브즈 오브 인터널 메디슨Archives of Internal Medicine'에서는 9년간의 관찰 실험 결과, 식이섬유를 충분히 섭취하면 사망 위험률이 낮아진다고 발표하기도 했다.

성인병 예방과 고혈압 치료

섬유질은 대장 내의 세균에 영향을 끼쳐 발암 물질의 작용을 억제하여 대장암을 예방한다. 섬유질은 콜레스테롤의 흡수를 막아 성인병을 예방하며, 장내에서 식염과 결합하여 몸 밖으로 배출시켜 혈압이 올라가는 것을 막아준다. 따라서 고혈압의 치료와 예방에 도움이 된다.

다이어트와 변비에 효과

섬유질은 영양분의 소화와 흡수를 억제하면서 만복감을 주기 때문에 비만인 사람도 섬유질을 충분히 섭취하면 과식하지 않게 된다. 또 음식물의 흡수를 더디게 하여 콜레스트롤을 걸러낸다. 대장의 운동을 촉진시켜 변이 내장을 통과하는 시간을 짧게 하고 배변량을 증가시킨다. 배변이 원활해지므로 변비가 없어지고, 따라서 다이어트에 도움이 된다. 그러나 너무 많이 섭취하면 물에 녹지 않는 불용성 섬유질은 칼슘, 철분, 아연 등 무기질의 흡수를 방해한다.

채소, 과일, 해조류 섭취 필수

채소, 과일, 해조류 등에는 셀룰로스로 잘 알려진 성분이 풍부하다. 이 섬유질은 채소의 질긴 부분(셀룰로스), 무의 갈색 색소(리그닌), 과일 속의 펙틴, 미역이나 다시마의 끈적끈적한 성분(알긴산), 특히 버섯류에 많고 육류나 생선류, 유제품에는 거의 없다. 우리 몸에 필요한 식이섬유의 1일 필요량은 성인 기준 25~30g이다, 섬유 음료 한 병은 대부분 100ml 정도이고 식이섬유는 5ml 정도 들어 있으며 칼로리는 34~60kcal다.

칼로리의 노예에서 벗어나자

칼로리의 진실

"저는 평생 다이어트를 하느라 하루 1,000칼로리 정도만 먹고 산 것 같아요."

"온종일 칼로리 표만 확인하고 철저하게 지키지만 살이 잘 안 빠져요."

임상에서 많이 듣는 말이다. 저칼로리 식단을 유지하는데 체중계 숫자는 어째서 내려가지 않을까? 다이어트를 할 때 칼로리를 지나치게 신경 쓰면 '칼로리의 노예'가 된다. 그렇다면 도대체 칼로리란 무엇일까?

칼로리가 절대 기준은 아니다

칼로리는 1기압하에서 섭씨 14.5도의 물 1g을 15.5도로 1도 올리는데 필요한 열의 양이다. 기계가 작동하려면 연료가 필요하듯, 우리 몸도 음식을 태워 에너지를 얻는다. 이때 이야기하는 칼로리는 작은 칼로리라고도 한다.

1g 말고 1kg의 물의 온도를 1도 올리는 데 필요한 에너지의 양이 1kcal다. 큰 칼로리라고도 부르며 1kcal는 1,000cal이다.

물 1g을 1도 올리는 열량 = 1calorie = 줄여서 1cal

물 1kg을 1도 올리는 열량 = 1kilocalorie = 1,000calories = 줄여

서 1kcal

칼로리calorie는 줄여서 cal로 쓴다. 우리가 흔히 사용하는 길이 단위인 centimeter를 줄여서 cm로 표현하는 것과 같은 원리다. 킬로칼로리kilocalorie도 줄여서 kcal로 쓴다.

식품 뒤에 영양성분표를 보면 kcal를 볼 수 있다. 음식의 칼로리는 굉장히 높기 때문에 작은 칼로리가 아닌 큰 칼로리를 사용한다. 킬로칼로리를 칼로리로 줄여 이야기하는 것은 오래된 관습이고 국제적으로도 통용된다.

칼로리 측정법

음식의 칼로리는 어떻게 측정할까? 음식물 칼로리 측정 기준은 '애트워터계수'다. 애트워터 박사가 약 120년 전에 음식물 안에 있는 잠재적인 열에너지를 측정하기 위해 열량계 안에 탄수화물, 단백질, 지방과 과량의 산소를 주입하고 각각 태워 없애는 실험을 했다. 그리고 거기서 나온 열기로 물을 끓여 온도를 관찰하고 잠재된 열량을 추산한 것이다. 그 결과 '탄수화물:단백질:지방 = 4:4:9'라는 결론을 얻었다.

우리는 음식을 통해 영양분을 섭취하고, 이로부터 체온을 유지하거나 움직이고 생활하는 데 필요한 에너지를 얻는다. 하지만 이를 정확하게 측정하고 표현할 수 있는 방법은 아직까지 없다. 음식의 칼로리가 아닌 활동 칼로리는 측정하기가 더욱 어렵기 때문이다. 성별, 체중, 나이에 따라 같은 활동을 해도 소모하는 칼로리가 다르고, 개인의 신체적 특징 외에도 영향을 주는 요인은 많다.

먹방계에서도 금메달감! 마이클 펠프스

미국의 수영 선수 마이클 펠프스는 12,000kcal 정도를 섭취한다고 알려졌다. 하루 2,000~2,500kcal를 섭취하는 보통 성인 남자의 5~6배 정도다. 펠프스의 키는 193cm, 체중은 90kg. 펠프스의 기초 대사량을 추산하면 약 2,500kcal 정도다. 밥 먹고 자는 시간을 제외하면 거의 수영장에서 산다고는 하지만 한 시간 내내 전력으로, 10시간 수영을 했다고 가정해도 매일 12,000kcal를 소모하기엔 역부족이다.

마이클 펠프스의 하루 식단

아침	점심	저녁
• 계란+치즈+양상추+토마토+볶은 양파를 넣고 마요네즈를 듬뿍 바른 샌드위치 세 개 • 계란 다섯 개로 만든 오믈렛 • 옥수수죽 한 그릇 • 프렌치 토스트 세 조각 • 초콜릿칩 팬케이크 세 조각 • 커피 두 잔	• 토마토소스 파스타 4인분 • 햄 치즈 샌드위치 두 개 • 에너지 드링크 1,000kcal 분량	• 토마토소스 파스타 4인분 • 피자 6~8조각 (큰 조각은 한 판의 2/3 정도) • 에너지 드링크 1,000kcal 분량

칼로리 소모에서 체온은 매우 중요한 역할을 한다. 차가운 물속에서 운동하면 체온을 유지하기 위해 평상시보다 더 많은 칼로리를 소모한다. 또한 수영은 체지방보다는 탄수화물을 주로 태운다. 그래서 펠프스도 칼로리의 대부분을 피자나 파스타 등의 탄수화물로 채운 것이다. 어

쨌든 핵심은 하루 12,000kcal를 먹어도 탄탄한 몸을 유지하는 사람이 있고, 매끼 1/3씩 덜어내고 식사해도 살이 안 빠지는 사람이 있다는 것이다.

무엇을 어떻게 먹느냐가 더 중요하다

오늘 하루 얼마나 먹었는지 칼로리만 가지고 계산하는 것은 큰 의미가 없다. 다이어트에서는 그보다 무엇을 어떻게 먹느냐가 더 중요하다. 먹는 양만 줄이면 근육량이 줄어들고, 기초 대사량이 낮아지면 전신 무기력증이 찾아오기도 한다. 철저한 식단을 늘 유지하는 데서 오는 스트레스도 무시할 수 없다. 안 먹으면 안 먹을수록 살이 더 찌기 쉬운 체질이 되는 것이다. '칼로리'라는 숫자나 '체중'계 숫자에 너무 스트레스를 받지 말고 영양가 있는 음식을 제때 섭취하면서 건강한 하루를 보내자.

얼마나 먹었느냐 vs 언제 먹었느냐

타이밍과 총 칼로리량의 관계

다이어트에서 하루 동안 먹는 칼로리 총량이 중요할까, 아니면 음식을 먹는 시간대나 타이밍이 더 중요할까? 물병에 물이 들어가고 빠지는 시간 차이를 이용한 간단한 실험을 해보자. 콜라 페트병처럼 입구가 좁고 투명한 1.5L짜리 물병과 타이머를 준비하자.

들어가는 만큼 똑같이 나올까?

① 물병에 물이 가득 차는 시간을 측정한다.

② 그대로 물병을 뒤집어서 물이 빠지는 시간을 측정한다.

③ ①과 동일하게 물을 채우되 물을 뺄 때 물병을 흔들면서 물이 빠지는 시간을 측정한다.

실험을 해보면 1번은 43초, 2번은 18초, 3번은 12초가 걸린다. 실험에서처럼 똑같은 양의 물이라도 물병을 어떤 각도로 기울이느냐, 물을 뺄 때 흔드느냐 마느냐 등 단순한 차이만으로도 물이 들어가고 나오는 시간이 달라진다. 이 실험에서 병을 우리의 몸, 물을 음식이라고 생각해보자. 우리 몸에 들어오는 음식 양이 동일하더라도 언제 어떻게 먹느냐에 따라 우리 몸에 칼로리가 얼마나 누적되느냐, 배출되느냐도 달라질 수 있다는 뜻이다.

똑같은 양의 물인데 들어갈 때와 나올 때의 시간이 다른 이유는 유체역학 때문이다. 쉽게 말해서 병의 모양, 물의 성질 같은 것이 복합적으로 작용하면서 차이가 발생하는 것이다. 우리 몸은 물병보다 훨씬 복잡한 과정을 거친다. 오장육부, 호르몬, 신경, 정신 등이 얽혀 있는 까닭이다. 이 복잡한 것들을 크게 나눠보면 선천적이고 바뀔 수 없는 것들이 있는데 이것이 바로 체질이다. 여기서 말하는 체질은 한의학에서 말하는 사상체질이 아니라 타고나는 인간의 육체적 특징을 뜻한다. 후천적이고 바뀔 수 있는 것들은 생활 습관이다. 다이어트에서는 이 생활 습관 중에서도 식습관, 특히 먹는 시간대가 중요하다.

칼로리 카운팅을 하자

칼로리와 타이밍 중에서 다이어트에서 더 중요한 문제가 무엇인지 묻는다면 물론 칼로리 총량이라고 답할 수 있다. 물병에 물을 반만 넣은 경우와 꽉 채운 경우, 2배의 양을 넣는 경우 모두 병 안에 누적되는 물의 양은 달라진다. 그래서 음식을 먹을 때 오늘 내가 얼마나 먹었는지 칼로리 카운팅을 하면서 먹는 것이 좋다.

그런데 칼로리 카운팅에는 함정이 있다. 닭가슴살을 100칼로리 먹는 것과, 채소를 100칼로리 먹는 것, 떡볶이로 100칼로리를 먹는 것은 완전히 다르다. 채소는 섬유질, 수분, 미네랄, 비타민 등이 풍부해서 영양소도 보충되고 포만감도 큰 반면, 떡볶이는 영양소가 거의 없고 가공식품이라 몸에도 좋지 않다. 칼로리 총량을 따지면서 먹을 때에는 반드시 식품이나 영양소에 관해 공부해야 한다.

먹는 시간, 분명히 우리 몸에 영향을 미친다

칼로리량이 중요한 것은 맞지만 그게 전부가 아니다. 먹는 시간대도 똑같이 중요하다. 같은 칼로리를 먹거나 비슷한 칼로리를 먹는다면 먹는 시간대로 체중 증가 차이가 크게 날 수 있다.

야식을 먹으면 안 되는 이유는 간단하다. 우리가 하루 세 끼를 먹는 이유는 에너지를 만들어 신체 기능을 유지하기 위해서다. 대부분의 사람들은 아침부터 오후 6, 7시까지 일한다. 그러므로 아침과 점심을 먹어 필요한 에너지를 만들어야 한다. 그렇게 섭취한 음식을 통해 얻은 에너지는 일하면서 바로 사용된다. 반면 밤에는 에너지 소비 없이 대부분의 시간을 휴식과 수면으로 보낸다. 그렇기 때문에 야식을 통해 얻은 에너지는 사용되지 않고 그대로 살이 된다.

간헐적 단식 역시 총 칼로리량이 아닌 먹는 시간대를 조절해 살을 빼는 방법이다. 음식을 먹으면 우리 몸에서는 인슐린이 나와 살을 찌게 하는데 이 시간을 아예 제한해버리는 것이 간헐적 단식이다. 인슐린이 분비되는 시간대를 줄여 살이 덜 찌는 것이다.

아침 식사와 규칙적인 식사가 중요하다

아침 식사를 거르면 밤에 식욕이 증가하는 야식증후군이 발생하기 쉽다. 야식증후군이란 밤에는 식욕이 증가하고, 아침에 음식을 먹으면 속이 더부룩한 증상이 반복되어 또 아침을 건너뛰고, 그로 인해 소화기가 안 좋아지고 수면의 질 또한 떨어지는 증후군이다.

아침은 물론이고 규칙적인 식사가 중요하다. 아침 식사를 할 경우 하루 동안 먹게 되는 칼로리 총량이 줄어들 확률이 높다. 그리고 규칙적으로 식사하면 필요 없는 군것질을 하지 않을 가능성 또한 높아진다.

먹는 시간대와 총 칼로리 모두 중요하기 때문에 둘 다 꼼꼼히 체크해야 다이어트에 성공할 수 있다. 또한 식사 시간대와 총 칼로리는 서로 연관되어 있다. 아침에 눈 뜨자마자 피자나 햄버거 따위를 잘 먹을 수 있는지, 야심한 시각에 맥주와 함께 먹는 피자가 더 잘 들어가지 않던지를 생각해보면 간단하다. 살찌는 음식은 보통 저녁에 더 잘 들어간다는 점을 기억해두자.

다이어트 잡학사전 3

• • •

칼로리, 제대로 알아두자

애트워터계수

음식의 칼로리 측정은 '애트워터계수'와 '봄베열량계'를 통해 측정한다. 간단히 말해 밀폐된 공간에 음식물을 넣고 태운 다음 온도가 얼마나 변화하는지를 재는 것이다. 19세기에 애트워터 박사에 의해 시도된 이 방법은 지금도 음식물 포장지에 적혀서 다이어트를 원하는 많은 사람들에게 충격과 공포를 안겨주고 있다. 하지만 칼로리라는 것이 음식물을 섭취하면 인체에 얼마만큼의 에너지를 공급하는지, 지방으로 얼마나 축적되는지를 수치로 환산한 것은 아니다.

칼로리가 곧 체중 증가는 아니다

칼로리는 그저 얼마나 불에 잘 타는지를 측정한 값에 불과하다. 실제 몸에 축적되는 영양은 음식물의 성분에 따라 천차만별이다. 예를 들어 불에는 아주 잘 타지만 인체에서 분해와 흡수가 일어나지 않고 100% 배출되는 물질을 먹는다면, 그 물질의 칼로리는 아주 높게 측정되겠지만 살은 단 1g도 찌지 않는다. 또한 똑같은 800kcal를 먹더라도 설탕과 지방으로만 먹는 것과 채소와 단백질이 섞인 식단으로 먹는 것은 몸에 완전히 다른 영향을 끼친다.

가장 빼기 어려운 건 지방

지방은 1g당 9kcal(37kJ), 술의 알코올은 7kcal(29kJ), 단백질과 탄수화물은

4kcal(17kJ), 섬유질은 2kcal(8kJ) 정도이다. 다만 신체 조직에 축적된 영양소는 대사 과정에서 손실이 어느 정도 발생하기 때문에 효율이 떨어진다. 예를 들면 체지방의 경우 손실분을 제외하면 그램당 7.7kcal다. 따라서 몸에 쌓인 지방 1kg 을 다이어트로 빼려면 무려 7,700 kcal의 열량에 해당하는 음식 섭취를 줄이거나 운동을 해야 한다. 이는 성인 남성이 4일간 섭취하는 칼로리로, 평소처럼 활동하면서 나흘 동안 밥 한 공기 먹지 않는 완전 단식을 해야 하는 수치이다.

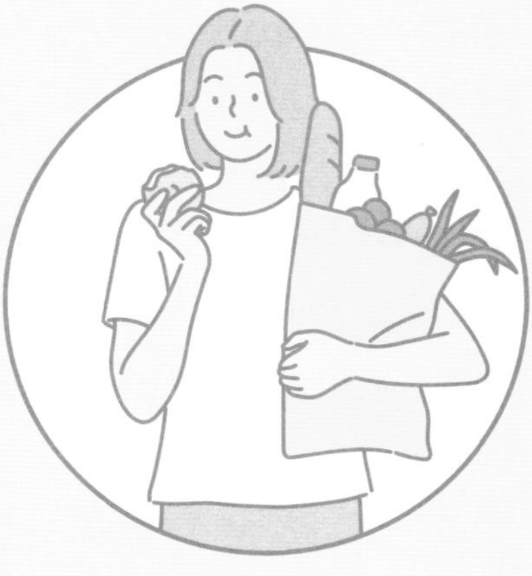

가장 핫한 다이어트 방법 4

간헐적 단식 vs 시간제한 다이어트 vs 에프엠디 vs 1일 1식

다이어트에도 유행이 있다. 최근 가장 핫한 다이어트를 소개한다. 각 다이어트 장단점을 비교 분석해 본인에게 맞는 방법이 무엇인지 파악해보자.

① 간헐적 단식intermittent fasting

간헐적 단식은 2012년 BBC2 채널에서 방영된 다큐멘터리 〈먹고, 굶고, 오래 살자 Eat, Fast and Live Longer〉에서 처음 소개되었다. 방영 당시에는 5:2 다이어트로 알려졌지만 넓은 의미에서 보면 금식과 비금식을 정해진 시간 안에 규칙적으로 반복하는 모든 식이요법을 말한다.

넓은 의미로 쓰일 때는 주기적 단식과 비교되는데 간헐적 단식은 보통 48시간 이내이고, 주기적 단식은 48시간 이상을 뜻한다. 이러한 맥락에서 간헐적 단식에 1일 1식과 시간제한 다이어트가 포함된다.

방법과 이론적 배경

간헐적 단식 방법은 크게 두 가지로 나뉜다. 첫 번째는 먹는 날과 굶는 날을 번갈아가면서 하는 방식으로 '하루 종일 단식whole-day fasting'이라고 한다. 격일 단식인 에이디에프ADF, alternate day fasting는 24시간 단식하고 이후 24시간은 단식하지 않는다. 변형 격일 단식인 에이디엠에프ADMF, alternate day modified fasting는 우리가 잘 알고 있는 5:2 단식이다. 일주일 중 5

일은 먹고 2일은 단식하는 방식이다. 이때 단식 기간에 평소 칼로리 양의 20% 또는 500~600kcal 정도만 섭취하기도 한다.

두 번째는 단식하는 날을 따로 잡는 게 아니라 몇 시간은 굶고 몇 시간은 먹는 방법으로 '시간제한 섭취TRF, time-restricted feeding'라고 한다. 하루 중 일정한 시간에만 식사하는 것으로 흔히 말하는 16:8 방식이다. 주로 16시간 동안 금식하고 8시간 동안 먹는다. 대부분 같은 시간대에만 진행한다. 이 시간 제한 섭취 방식에는 16:8 외에도 12시간 동안 먹고 12시간 동안 금식하는 12:12도 있다. 하루 한끼만 먹고 23시간 동안 금식하는 1:23 방식도 있다.

단식 기간 동안에는 음식물을 섭취하지 않으므로 인슐린이 분비되지 않는다. 인슐린이 분비되지 않으면 지방합성 또한 활성화되지 않아 단식 동안은 살이 빠지게 되는 원리다. 여기에 더해 단식 시간 동안 탄수화물 공급이 끊기면 지방이 우선적으로 분해되기도 한다.

성공 꿀팁

5:2 방식은 이틀 굶은 뒤 폭식하는 경우가 많아 실패할 확률이 높다. 특별히 격일 단식 방식을 꼭 해야 하는 경우가 아니라면 시간제한 섭취 중 16:8 방식을 하길 권한다. 또 시간제한 섭취를 할 때에는 반드시 수면 시간 네 시간 전부터는 금식하는 것이 좋다. 간헐적 단식은 이론적으로는 음식의 양과 종류를 따지지는 않지만 모든 제대로 된 다이어트는 영양학적으로 균형 잡힌 식사를 전제로 한다는 것을 꼭 염두에 두자.

비교 분석

가장 많이 하는 시간제한 섭취를 기준으로 말하면 음식의 양과 종류에 제한 없이 시간에만 제한을 두는 방식이라 생각보다 수월하다. 특히 교대 또는 야간 근무를 하거나 생활이 불규칙한 경우에 좋은 방식이다. 먹는 것을 따로 준비하지 않고 평소대로 먹으면서 할 수 있기 때문에 부담 없이 시작할 수 있다. 또한 에프엠디처럼 닷새 정도 짧게 하는 단기성이 아니기 때문에 장기간 진행할 수 있는 장점이 있다.

② 시간제한 다이어트

미국 솔크 연구소Salk Institute 소속 사치다난다 판다Satchidananda Panda 박사의 연구 결과에 기반한 다이어트 기법으로 KBS1 〈생로병사의 비밀〉과 채널A 〈나는 몸신이다〉에서 서울대 병원 내분비내과 조영민 교수가 처음 소개하였다.

방법과 이론적 배경

음식의 양과 종류에 무관하게 먹는 시간대만 조절하는 방식이다. 아침 7시부터 저녁 7시까지 딱 12시간 동안에만 음식을 먹고 12시간 동안에는 금식한다. 또 근본 이론인 '생체시계'를 맞추기 위해 수면 세 시간 전에는 금식해야 하며, 밤 12시부터 새벽 4시 사이 네 시간을 포함하여 최소 일곱 시간은 수면을 취해야 한다. 수면 중에는 빛을 철저히 차단하고 기상 후 스트레칭을 하며 낮 시간에는 햇볕을 쬐어야 한다.

시간제한 다이어트 근간은 판다 박사의 주요 연구 주제인 '생체시계'에 있다. 인간의 뇌하수체에는 시각교차상핵SCN, suprachiasmatic nucleus이라는 것이 있는데, 눈에 있는 빛 센서에서 직접 신호를 받아 우리 몸의 시계를 세팅한다. 생체시계는 쉽게 말해 우리 몸 안에서 쉴 새 없이 돌아가는 시계다. 망막에 있는 블루라이트 센서가 주위의 빛 강도를 탐지하여 언제 자고 언제 일어날지 수면 사이클을 조절하고, 때가 되면 배가 고프기도 하며, 새벽이 되면 감성적이 되기도 한다. 이 생체시계가 고장나면 몸의 염증 수치가 올라가기도 한다.

판다 박사가 이 생체시계를 연구하면서 간장의 일일 사이클이 어떻게 돌아가는지 알기 위해 연구하면서 알게 된 사실이 바로 딱 정해진 시간에만 먹이를 먹는 쥐가 아무 시간에나 아무렇게나 먹는 쥐보다 더 날씬하고 건강하다는 것이었다. 시간제한 다이어트는 바로 이 점에 착안하여 다른 것은 다 제쳐두고 일단 일정한 시간에만 먹는 것을 우선적으로 하는 다이어트 방법이다.

성공 꿀팁

단순히 먹는 시간만 제한하는 것으로 이해하기 쉽지만 사실 이 다이어트 요법의 핵심은 바로 '생체시계'다. 간헐적 단식과 원리는 비슷하지만 시간제한 다이어트에서는 간헐적 단식보다 수면을 중요하게 여긴다. 따라서 수면 관리가 매우 중요하다. 먹는 것을 12시간으로 하는 이유도 사실은 수면을 취하는 12시간 동안 공복을 유지하기 위해서다. 또 수면에 방해가 될 수 있기 때문에 수면 세 시간 전에는 음식을 먹지 않는 것이다.

그리고 좋은 수면을 취하는 것이 중요하기 때문에 최소 수면 시간인 7시간, 또 좋은 호르몬들이 많이 나오는 시간인 새벽 시간대에 반드시 잠을 자야 한다. 마지막으로 생체시계 자체가 빛의 영향을 많이 받기 때문에 수면 중에는 빛을 반드시 차단하고, 낮 시간에는 햇빛을 충분히 봐야 한다.

비교 분석

시간제한 다이어트는 건강 관리법에 가깝다. 특히 생활이 매우 불규칙하여 낮과 밤이 뒤바뀌었거나 먹는 것에 전혀 대중없는 사람들에게 효과가 좋다. 수면 또한 좋아지기 때문에 불면이 있었거나, 살이 찌면서 건강이 나빠진 경우에 매우 효과적이다.

이 방법은 식단은 그대로 유지하면서 먹는 시간과 수면 시간을 조절하기 때문에 바로 시작하기도 매우 쉽다. 12시간 단식이라고는 하지만 사실 수면 중에는 누구나 먹지 않기 때문에 단식이라기보다는 정상식에 가깝다.

③ 에프엠디FMD

에프엠디는 'Fasting mimicking diet'를 줄인 말로, 미국 남캘리포니아 대학University of Southern California 의 생물학자 발터 롱고Valter Longo 박사가 개발한 다이어트 방식이다. 미국에서는 '프롤론Prolon'이라고 하여 이 단식용 식단을 아예 패키지로 만들어 판매한다. 프롤론과 에프엠디라는 단어 모두 발터 박사가 대표로 있는 '엘누트라 L-Nutra'라는 회사의 소유다.

다이어트 방법과 이론적 배경

닷새 동안 하루 800~1,100kcal의 저칼로리, 저단백질, 저탄수화물, 고지방 음식을 섭취하여 주기적 단식 효과를 얻는 방법이다. 최소 1년에 2회, 최대 1개월에 1회, 즉 1년에 12회를 하도록 설계되었다.

실제로 굶지는 않지만 마치 굶는 것처럼 최소 영양소만 섭취하기 때문에 단식과 똑같은 효과가 나타난다. 그렇기 때문에 '단식 모방 다이어트'라는 이름이 붙기도 한다. 이 단식 기간 동안은 몸에서 지방분해를 최우선적으로 하기에 살이 빠지면서 동시에 최소 영양소는 섭취하다 보니 단식의 단점인 몸에 가는 부담은 적은 편이다. 간헐적 단식과 달리 48시간 이상, 즉 닷새 동안 지속되기 때문에 주기적 단식으로 분류된다.

성공 꿀팁

에프엠디를 시행할 때 흔히 1,100kcal로 칼로리만 제한하면 된다고 생각하는 경우가 많은데 그렇지 않다. 음식의 종류가 매우 중요하다. 예를 들어 '라면 한 봉지가 600kcal니까 매일 라면 2봉지씩만 먹어야지' 한다면 다이어트도 실패하고 몸도 상한다. 포인트는 '단식인 것 같지만 사실은 단식이 아니며 필수 영양소를 몸에 꼭 넣어준다'는 개념이다.

그러므로 채소, 과일, 견과류 등 건강한 영양소로만 칼로리를 채워 먹어야 한다. 어떤 음식이 몸에 좋은지, 어떤 영양이 내 몸에 필요한지 최소한의 지식과 계획이 없다면 이 방법은 무용지물이다. 또 운동을 하되 가볍게만 해야 하고 쉽게 피곤해질 수 있기 때문에 수면 시간도 충분히 확보해야 한다.

비교 분석

다른 다이어트와 차별되는 에프엠디의 특장점은 단식을 하지 않으면서도 단식 같은 효과를 낸다는 것이다. 하지만 그러기 위해서는 음식의 종류를 매우 철저하게 관리해야 한다. 내게 어떤 영양소가 필요하고 그것을 어떤 음식으로 보충할 수 있을지, 철저히 관리가 되는 사람에게 적절한 다이어트다.

또한 1개월에 닷새 정도 연속으로 하면서 매달 반복해야 하며 섭취할 수 있는 음식에 제한이 많으므로 식사 스케줄을 스스로 조정할 수 있고 회식이나 외식 등을 내 의지대로 컨트롤할 수 있는 경우 적합하다. 단식을 하고는 싶었는데 몸에 해가 될까 봐 망설였거나 살이 빠지는 속도가 너무 느린 경우, 섭취하는 음식 문제로 살이 찐 경우에 적합한 다이어트 방식이다.

④ 1일 1식

일본 의사 나구모 요시노리 박사가 개발한 방식으로 2012년 우리나라에도 소개되어 화제가 되었다. 하루 1회만 식사하는 매우 단순한 방식이다.

방법과 이론적 배경

아침은 소화가 잘 되지 않거나 입맛이 없어 먹기 힘들 수도 있다. 아침은 건너뛰고 점심에 배가 고프면 제철 과일만 껍질째 먹고 저녁 한 끼를 현미밥 반 공기, 채소 반찬, 생선 한 조각 정도로 먹는다.

공복 시간이 길어질수록 몸에서 시트루인이 나와서 활성산소를 억제해 노화가 방지되고 젊어진다는 이론이다. 하루 한 끼만 먹어서, 즉 적게 먹어서 살을 빼는 게 포인트가 아니다. 애초에 먹는 행위 자체가 노화를 촉진할 뿐만 아니라 대부분의 현대인이 너무 많이 먹는 문제가 있으므로, 딱 생존에 필요한 만큼만 먹고 건강에 좋은 공복 상태를 유지하자는 것이다. 공복의 오랜 유지가 핵심이다.

성공 꿀팁

에프엠디와 마찬가지로 한 끼를 아무 음식으로 해결하면 안 된다. 현대인은 너무 많이 먹어 소화기와 몸을 혹사시킬 뿐만 아니라, 공복 상태가 몸에 좋은 성분을 더 많이 분비시킨다는 것이 기본 원리다.

1일 1식이라고 해서 몸에 부담이 갈 만큼 폭식하거나, 필수 영양소는 부족한데 맛에만 치중한 음식을 먹는다거나, 좋아하는 음식만 먹는 것은 별 소용이 없다. 요시노리 박사가 먹는 것처럼 잡곡밥, 나물, 생선, 국 정도의 아주 건강한 식단으로 한 끼를 먹어야 효과가 있다.

비교 분석

다른 다이어트와 비교하면 식사량이 가장 적다. 특히 한 끼만 먹기 때문에 공복 시간이 상대적으로 굉장히 길어 활동량이 많거나 에너지 소비량이 많은 사람이라면 오래 유지하기 힘들 수 있다. 또한 일회성이 아니라 계속 유지하는 다이어트 방식이기 때문에 식사 조절이 가능한 사람이 장기적으로 하기에 적합하다. 일반적으로 활동이 적고 체구가 크지 않으며 평소 간식을 조금씩 자주 먹는 것이 습관인 사람들에게 적합하다.

PART 2.

다이어트하는 마음엔 위로가 필요해

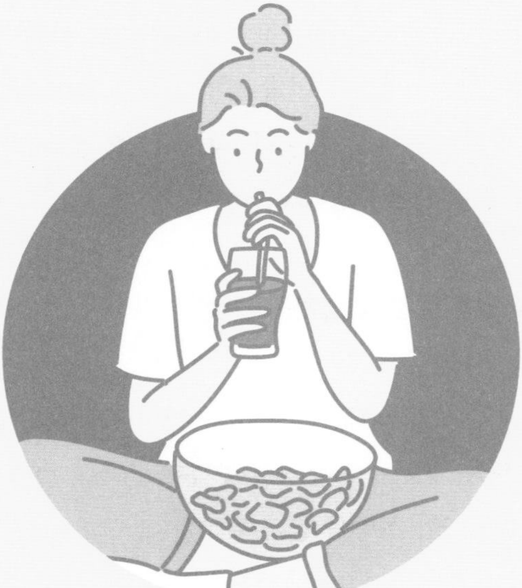

당기는 음식으로 알아보는 심리 상태

다이어트와 감정 상태의 연관성

다이어트 도중에 유독 특정 맛이 당길 때가 있다. 달콤한 음식, 화끈한 음식, 짭짤한 음식이 먹고 싶은 것은 다이어터의 감정 상태와 연관이 있다. 먹고 싶은 맛에 따라 본인의 심리 상태를 파악하여 적절한 다이어트 방법을 찾을 수 있다는 뜻이다. 다이어트를 할 때 주로 어떤 맛의 음식이 떠오르는지 한번 떠올려보자.

음식 맛과 종류별 감정 상태

단맛 = 우울함

울적한 마음에 아이스크림 한 통을 다 먹어버리거나, 초콜릿이나 빵을 잔뜩 먹은 다음 기분이 풀린 경험이 있을 것이다. 달콤한 마카롱, 아이스크림, 초콜릿, 빵, 설탕이 잔뜩 들어간 음식이 생각난다면 우울할 가능성이 높다.

단맛은 우울한 기분을 일시적으로 완화해주는 효과가 있다. 하지만 문제가 있다. 기분은 좋아지지만 단맛 자체가 마약에 가까울 정도로 중독성이 강하다는 것이다. 그리고 단것들을 장기적으로 계속 먹으면 오히려 우울증을 유발하기도 한다. 먹을 때 잠시 우울감을 낮게 해줄지 몰라도 장기적으로 먹다 보면 오히려 우울감이 더욱 심해지고 그 때문에 단것을 다시 찾게 되는 중독 상태, 즉 악순환의 구조가 이어진다.

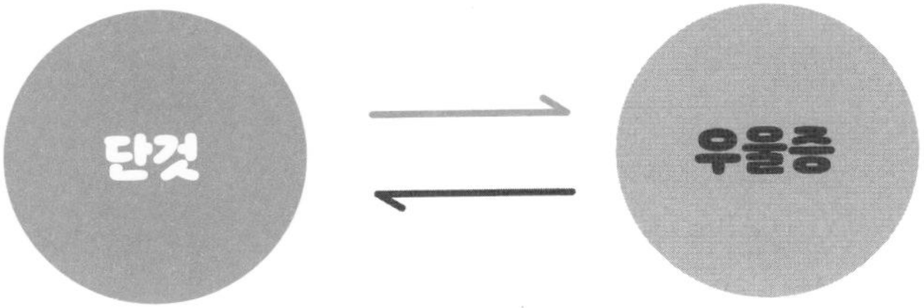

매운맛 = 화병 가능성

매운 음식을 먹으면 스트레스가 확 풀린다는 사람이 많다. 매운 음식 광고에서도 이러한 심리를 자극하는 문구들을 쉽게 볼 수 있다. 직장에서 받은 스트레스를 매운맛으로 화끈하게 풀자는 이야기는 사실 일리가 있다. 매운 음식은 뜨거운 음식에 반응하는 수용기에서 받아들인다. 매운맛을 본 우리 몸은 뜨거운 음식이 들어왔다고 생각한다. 뜨거움으로 인한 통증을 완화하기 위해 엔도르핀endorphin을 분비하고, 그래서 스트레스 받았을 때 매운 음식을 먹으면 기분이 풀리는 것이다.

짠맛 = 스트레스 과다

짠맛은 매운맛과 비슷하지만 기전이 다르다. 한 연구에 따르면 소금, 즉 나트륨을 먹게 되면 스트레스 호르몬을 억제해 스트레스를 덜 받게 한다고 한다. 특히 사회적 대인 관계에서 오는 스트레스가 여기에 해당한다.

어느 연구진에서 내놓은 가설 중 재미있는 것이 있는데 바로 '샘물 효과'다. 짠 걸 먹거나 수분이 부족하여 나트륨 함량이 오르면 물을 마시러 가야 한다. 그런데 물이 있는 곳에는 사람뿐만 아니라 위험한 맹수들도 찾아온다. 그래서 사람들이 많이 모였을 때 받게 될 스트레스와 맹수들의 공격에 대비하기 위해 스트레스를 덜 받게 한다는 가설이다.

샘물 효과는 어디까지나 가설이지만 짠맛을 섭취하면 호르몬이 억제되는 것은 사실이다.

질기고 바삭한 음식 = 내적 분노

고기 같은 질긴 음식이나 바삭하고 딱딱한 음식이 당긴다면 내적 분노가 쌓였을 가능성이 높다. 내적 분노 중에서도 일이 마음대로 되지 않아서 오는 좌절감, 자기 경멸 같은 부정적인 감정들이 여기에 해당한다. 쉽게 말해 씹는 행위를 통해 스트레스를 해소하려는 것이다. 누군가를 욕하는 것을 두고 '씹는다'라고 표현하듯이, 우리가 음식을 씹는 행위 자체가 실제로 카타르시스를 일으킨다. 껌을 씹거나 손가락을 빨거나 담배를 물거나 뭔가를 잘근잘근 씹는 습관 모두가 이러한 효과 때문이다.

또 음식 먹을 때 그 바삭한 질감과 소리도 스트레스 해소에 도움이 된다. 유튜브에서 먹방을 보는 이유도 바삭하게 와사삭 와드득하면서 씹는 소리가 쾌감을 주기 때문이다.

달고 부드러운 음식 = 두려움이나 불안감

아이스크림처럼 달콤하고 부드러운 음식을 찾는다면 두려움이나 불안감을 느끼고 있는 경우가 많다. 막연한 두려움과 불안, 공황장애 같은 심각한 감정 또한 해당한다. 달콤한 음식과 두려움, 불안감이 연관 있다는 것은 예전부터 연구가 많이 되어 왔는데 그 원인은 바로 혈당에 있다. 단것을 먹으면 혈당이 쭉 올라갔다 빠진다. 이때 불안, 공포, 두려움과 비슷한 감정이 일어난다. 이 현상이 지속되면 쾌감 호르몬인 도파민 균형에 장기적인 문제가 생길 수 있다.

담백하고 포만감을 주는 음식 = 욕구 불만

쌀밥, 파스타, 크래커처럼 담백하면서도 포만감을 많이 주는 음식을 좋아한다면 외롭거나 욕구 불만인 확률이 높다. 여기서 말하는 욕구 불만은 성적 욕구 불만이다. 성욕과 식욕이 연관이 있다는 것은 예전부터 잘 알려진 사실이다. 식욕과 성욕 모두 우리 뇌 시상하부에서 관장하는데 간격이 1.5mm도 안 될 정도로 매우 가까워 서로 영향을 끼친다. 남녀가 서로 다르게 반응하며 남자는 배고플 때, 여자는 배부를 때 성욕을 느끼게 된다.

식욕이라고 생각했던 내 감정 상태

다이어트를 하면서 식욕이라고 생각했던 것이 사실은 감정 상태와 큰 연관이 있었다. 즉 진짜 식욕이 아닌 가짜 식욕이었던 셈이다. 생명 활동을 영위하는 진짜 식욕이 아니라 전혀 필요 없는, 감정을 해소하려는 '정서적 섭식emotional eating', '폭식binge eating'도 이에 해당한다. 가짜 식욕은 음식으로 해소하는 것이 아니라 근본적인 문제를 찾아 감정 상태를 치유해야 한다.

다이어트의 적, 가짜 식욕

가짜 식욕 구별 및 해결 방법

식욕 appetite 이란 음식에 대한 욕망으로 배고픔에서 비롯된다. 식욕은 섭취하고 싶은 특정 음식을 고르는 데 도움이 되며 음식을 성공적으로 섭취하면 포만감을 느끼게 한다. 식욕과 배고픔, 그리고 포만감은 기본적으로 자율신경의 중추인 시상하부를 비롯한 뇌 부위가 우리 몸의 항상성을 유지하기 위한 생리적 역할을 하는 과정에서 생긴다.

식욕에는 진짜 식욕과 가짜 식욕이 있다. 진짜 식욕은 때가 되면 배꼽시계가 울리듯 우리 몸이 정말 살기 위해 생기는 식욕, 즉 건강한 식욕이다. 진짜 식욕은 문제가 없기 때문에 다이어트를 할 때에도 잘 챙겨야 하는 식욕이다. 문제는 가짜 식욕이다. 가짜 식욕은 몸의 생존과 아무런 상관이 없고 채워주면 채워줄수록 더욱 강해져 건강에 매우 해롭다. 그렇다면 진짜 식욕과 가짜 식욕은 어떻게 구분할 수 있을까?

진짜 식욕과 가짜 식욕의 특징

진짜 배가 고프다면 자연스럽게 식욕이 생기고 시간이 지날수록 배고픔이 점점 커진다. 꼬르륵하고 배에서 소리가 나며 어떤 음식이든 먹고 싶어진다. 또 음식을 충분히 먹은 후에는 포만감이 행복과 만족스러움을 선사한다. 반면, 식사한 지 세 시간도 지나지 않았는데 갑자기 배고픔을 느낀다거나 스트레스를 받았을 때 배고픔이 심해지는 것은 가짜 식욕이다. 이 가짜 식욕은 떡볶이, 초콜릿 등 특정 음식이 먹고 싶다가도 시간이 지나면 금세 사라지기도 한다. 또한 음식을 배불리 먹어도 공허한 기분이 든다는 것이 가짜 식욕의 특징이다.

가짜 식욕이 생기는 이유

피로감

가짜 식욕이 생기는 가장 큰 이유는 피로다. 우리 몸은 수면을 통해 에너지를 비축하고 몸을 회복시킨다. 하지만 이것이 잘 되지 않을 때는 음식을 통해 에너지를 얻으려고 한다. 수면의 질이 떨어지거나 과도한 업무로 피로도가 높다면 몸은 에너지 수치를 올리기 위해 더 많은 음식을 먹으려고 하고, 코스티솔cortisol 수치도 높여서 식욕을 증가시킨다.

복합 스트레스

가짜 식욕이 생기는 또 다른 이유는 바로 복합 스트레스다. 심리적으로 긴장하여 스트레스를 많이 받고 있거나 우울할 때 식욕이 생긴다. 복합적 스트레스를 받게 되면 코르티솔 수치가 높아지면서 식욕도 함께 증가한다. 특히 기분이 울적할 때 과자나 초콜릿, 아이스크림 같은 단 음식이 당기는 이유가 바로 코르티솔 때문이다. 매운 음식을 찾는 것도 비슷한 이유다.

수분 부족

연구에 따르면 우리 뇌는 목이 마른 갈증과 배가 고픈 허기를 잘 구분하지 못하고 종종 헷갈린다고 한다. 그래서 수분이 부족한 것을 마치 식욕인 것처럼 착각해 배고픔을 느끼는 것이다.

영양 부족

우리가 음식을 먹는 이유는 몸이 제대로 작동하기 위해 필요한 필수 영양소인 비타민, 미네랄 등을 얻기 위해서다. 그런데 살이 찌는 이유는 대부분 치킨, 피자 등 지방, 탄수화물이 많은 음식을 먹어서다. 이런 음식들은 당연히 비타민, 미네랄 함유량이 적다. 또 원푸드 다이어트를 하거나 식사를 제한하면 필수 영양소가 부족해져 식욕이 증가한다. 다른 영양소가 아무리 많아도 필수 영양소가 부족하면 계속 식욕이 자극된다. 예를 들어 마그네슘이 부족하면 초콜릿이 당기는데 이는 초콜릿에 마그네슘이 많기 때문이다.

식이섬유 부족

다이어터들은 보통 단백질을 잘 챙겨 먹지만 식이섬유 섭취에는 소홀하다. 이 식이섬유의 섭취가 매우 중요한데, 식이섬유를 잘 섭취하면 식욕 조절이 잘 되고 식이섬유가 모자랄수록 식욕이 더 많이 생긴다. 다이어트 시 채소를 먹으면 변비에도 좋고 포만감도 채워져 가짜 식욕을 줄일 수 있다.

호르몬 불균형

스트레스 호르몬인 코르티솔 수치가 높아지면 식욕도 증가한다. 여성의 경우 생리 전 호르몬 불균형으로 인해 식욕이 더 생길 수 있다. 임상에서는 꼭 생리 전후가 아니더라도 여성이 이러한 호르몬 불균형 문제에 조금 더 취약한 양상을 보인다.

가짜 식욕 해결 방법

언제 식욕이 생기는지 기록해서 가짜 식욕 패턴을 파악해야 한다. 방법은 간단하다. 식욕이 생길 때마다 먹고 싶은 음식의 종류, 시간, 그리고 현재 기분을 스마트폰이나 다이어리에 기록한다. 이 작업을 2주 정도 지속해 식욕이 어떤 패턴으로 생기는지, 그리고 이게 진짜 식욕이 맞는지 파악해야 식욕의 근본 원인을 찾아 제대로 해결할 수 있다.

물 마시기

우리 뇌는 갈증과 진짜 식욕을 혼동한다. 갈증이 생기지 않도록 하루에 물 2L 정도를 마시자. 특히 식사 전에 물을 한 잔 마시면 일시적으로 배를 채워 전체 식사량 조절에 도움이 된다.

채소, 과일, 종합 영양제 챙겨 먹기

특정 영양소가 부족해도 가짜 식욕이 생길 수 있다. 그럴 때는 의식적으로 비타민과 미네랄이 풍부한 채소, 과일 비중을 늘리거나 복합비타민, 미네랄 보충제도 같이 챙겨 먹는 것이 좋다.

충분한 휴식 취하기

몸이 너무 피곤해도 문제가 되므로 일찍 자고 과로하지 않도록 해야 한다. 다이어트는 체력 소모가 큰 행위이므로 평상시보다도 조금 더 휴식을 취하는 것이 좋다.

단순 탄수화물은 끊고 복합 탄수화물 먹기

스트레스를 받을 때 빵, 면, 초콜릿 등을 먹으면 일시적으로 기분이 풀리지만, 이처럼 정제된 탄수화물은 체내 세로토닌 농도를 감소시켜 장기적으로는 좋지 않다. 대신 오트밀이나 현미, 보리 잡곡밥과 같은 복합 탄수화물을 먹으면 거칠거칠한 식감의 섬유질이 소화관을 천천히 지나 혈당을 느리게 상승시키면서 포만감도 커진다.

건강한 단백질과 지방 먹기

다이어트할 때에는 특히 아침에 단백질을 섭취해야 더욱 좋다. 아침에 계란 한두 개, 닭가슴살 한 덩이 정도의 단백질을 먹으면 같은 칼로리의 베이글이나 빵을 먹는 것보다 식후 24시간 동안 식욕을 덜 느낀다. 또 올리브유처럼 건강한 불포화지방산이 많이 함유된 식품은 포만감을 줄 뿐만 아니라 소화가 되기까지 오래 걸려 식욕 억제에 도움을 준다.

계획적, 규칙적으로 먹기

배가 고프다고 느낀 순간에 즉흥적으로 먹는 습관이 가짜 식욕을 더욱 심하게 만든다. 따라서 하루 동안 먹을 음식은 그 전날에 미리 정해 놓는 게 좋다. 시간도 규칙적으로 지켜 먹는 것이 중요하다. 특히 아침을 먹지 않는 습관은 밤에 식욕을 더 키워서 야식증후군의 원인이 되기도 하니 주의하자.

천천히 오래 씹고, 식사에만 집중하기

포만감을 느끼려면 음식물이 들어가고 적어도 20분이 지나야 한다. 20분 내로 빠르게 식사하게 되면 렙틴 분비가 충분하지 않아 음식을 과도하게 먹고, 또 그에 합당한 배부름도 느끼지 못할 수 있다. 포만감을 느끼는 기전에는 씹는 행위도 큰 부분을 차지하기 때문에 대충 삼키지 말고 오래 씹는 습관을 들여야 한다. 또한 식사에 온전히 집중해야 충족감이 더 크다. 영상을 보면서 식사하면 자기도 모르는 사이 더 많은 음식을 먹게 된다.

진짜 식욕을 찾는 건강한 습관

다이어트에 실패하는 주된 이유는 진짜 식욕을 외면하고 가짜 식욕에 끌려다니기 때문이다. 진짜 식욕은 나쁜 것이 아니라 건강하고 지극히 자연스러운 것이다. 진짜 식욕을 찾아 건강한 습관을 만들어야 한다. 그리고 가짜 식욕을 예방할 수 있도록 관리해야 한다. 그것이 건강을 찾고 살도 빼는 방법이다.

다이어트 잡학사전 4

• • •

매운 음식을 먹으면 정말 살이 빠질까?

매운 음식이 다이어트에 효과가 있다는 이야기가 있다. 그래서 매운 것을 즐겨 먹지 않던 사람이 다이어트를 위해 무리하게 먹는 경우도 종종 본다. 매운 음식이 다이어트에 정말 도움이 될까?

결론부터 말하자면 살이 빠지는 것은 맞다. 매운 음식을 먹으면 몸의 신진대사가 올라가고 신진대사가 올라가면 지방분해가 활성화된다. 운동과 마찬가지로 평상시보다 10~20% 정도의 신진대사율 상승 효과가 있다. 이론적으로는 맞지만 실제로 매운 것을 먹어서 살을 빼기는 매우 어렵다. 다만 칼로리나 영양 성분 등 다른 조건이 똑같을 때 매운 음식을 섭취하는 것이 다이어트에 조금은 도움이 되는 정도다.

캡사이신은 무엇인가

고추씨가 붙어 있는 하얀 부분과 껍질에 주로 함유돼 있는 캡사이신capsaicin은 매운맛을 내는 대표적인 화합물이다. 고추가 익을수록 캡사이신 농도 또한 짙어진다. 매운 음식을 먹으면 캡사이신이 입안의 통각 세포를 자극하고 뇌의 엔도르핀 분비를 촉진해 스트레스가 풀린다.

소량의 캡사이신 섭취는 건강에 긍정적 영향을 미친다. 실제로 캡사이신은 대상포진, 말초신경병증과 관련된 통증 치료에 이용된다. 또한 헬리코박터 파일로리에 감염된 위 점막의 염증을 억제하는 효능이 연구를 통해 입증됐다. 아울러 동맥을 좁히는 유전자를 차단하고 혈류를 원활하게 해 콜레스테롤 수치를 조절하며, 체내 지방분해 효과와 체내 열 생산을 늘려 신진대사율을 증가시킨다.

매운맛 정도 스코빌지수

매운맛 정도를 나타내는 지수로 '스코빌 척도Scoville scale'가 있다. 매운맛은 캡사이신 농도에 따라 결정되는데 1912년 미국의 화학자 윌버 스코빌Wilbur Scoville이 최초로 캡사이신 농도를 단위로 계량화하였다. 이를 스코빌 매움 단위Scoville Heat Unit, SHU라고 한다. 캡사이신이 들어 있지 않은 피망의 스코빌 지수는 0SHU, 우리의 청양고추는 4,000만~1억 2,000만 SHU 정도다. 세계에서 가장 매운 고추로 알려진 미국의 '캐롤라이나 리퍼Carolina Reaper'는 1억 5,000만~2억 SHU로 살짝 맛만 봐도 온몸이 따끔하고 손발이 마비되는 것 같은 끔찍한 고통을 느낄 정도라고 한다.

최근에 매운맛 인스턴트 라면들이 많이 출시되는데 삼양라면(삼양식품)은 1,062SHU, 신라면(농심)은 1,300SHU, 열라면(오뚜기)은 2,995SHU, 불닭볶음면(삼양식품)은 4,404SHU, 틈새라면 빨계떡(팔도)의 경우 8,557SHU이다. BBQ 제품인 뱀파이어 치킨은 14,000SHU 정도이다.

스트레스 해소에는 매운맛

매운맛은 미각이 아닌 통각이다. 혀는 다섯 가지 미각인 단맛, 짠맛, 신맛, 쓴맛, 감칠맛을 느끼지만 매운맛은 통증으로 느낀다. 매운맛을 섭취하면 뇌에서는 고통을 완화하기 위해 엔도르핀 같은 마약성 진통 물질을 분비한다. 그래서 매운 음식을 먹으면 잠시나마 스트레스가 해소되는 기분을 느끼는 것이다. 매운맛을 좋아하지 않는 사람들에겐 단지 고통일 뿐이지만 매운맛을 좋아하는 사람들에겐 기분 좋은 자극인 것이다.

매운 음식의 부작용과 먹는 방법

매운 음식을 자주 섭취할 경우 위 점막을 자극해 위궤양, 만성위염 등 위장 질환의 원인이 될 수 있다. 그 밖에 역류성식도염, 소화불량, 설사, 치질 등을 유발할 수 있으며 심한 경우 혈액 속에서 암세포를 파괴하는 자연살해세포의 활성도가 낮아져 암 유발 바이러스에 저항하는 면역력까지 떨어트리기도 한다.

매운맛은 엔도르핀으로 인해 중독되기 쉽다. 또 매운 음식 중엔 짜고 단 음식이 많기 때문에 자연스럽게 과식하게 된다. 그리고 매운맛 소스 또한 칼로리가 높아 오히려 체중이 증가하기도 한다. 매운 음식을 먹으면서 살도 빼고 싶다면 청량고추만 먹어 칼로리 없이 매운맛을 즐기거나, 또는 정해진 식단에 매운맛만 약간 더해 먹는 것이 좋다. 자극적으로 매운 음식을 먹고 당장의 행복을 추구하기보단 적당히 매운맛을 즐기며 운동이나 취미 생활로 스트레스를 해소하려는 노력이 필요하다.

맛있는 것은 왜 살찔까?

우리가 먹을 수밖에 없는 이유

세상에는 다양한 음식이 있다. 맛있는 것도 있고, 맛이 없는 음식도 있다. 하지만 다이어트에서 문제는 '맛있는' 음식이다. 실제로 다이어터들이 가장 어려움을 느끼는 부분이다. 다이어트 식품은 맛이 없는데 왜 살찌는 음식은 맛있을까?

탄수화물은 현금, 지방은 부동산, 단백질은 꿈

살찌고 맛있는 게 뭘까? 바로 탄수화물과 지방이다. 그중에서도 고탄수화물과 고지방의 조합이 가장 맛있고 실제로 살도 제일 많이 찐다. 탄수화물, 지방, 단백질의 역할을 단순하게 보자. 단백질은 주로 우리 몸을 만드는 구성 물질이다. 탄수화물은 현금처럼 단기로 빠르게 꺼내 쓸 수 있는 에너지로 들어오자마자 바로 사용할 수 있다. 지방은 바로 쓰는 현금이라기보다 자산 중에서도 가장 마지막까지 아껴두는 부동산과 같다. 축척하기 쉽고 그만큼 오래간다.

탄수화물 역할	지방 역할	단백질 역할
단기 에너지	장기 에너지	신체 구성 물질

탄수화물이 현금, 지방이 부동산이라면 단백질은 꿈이다. 눈에 보이지 않지만 우리 삶을 구성하는 데 꼭 필요한 존재의 이유다. 인간은 눈

에 보이지 않는 것보다 현금이나 부동산같이 눈에 보이는 재산을 더 선호한다. 당장 이 각박한 현실에서 살아남아야 하기 때문이다.

우리 몸도 마찬가지다. 에너지원이 있어야 생존할 수 있기에 계속 에너지원을 찾는다. 그래서 음식을 먹을 때마다 쾌락을 느끼는 것이다. 우리 뇌는 당장 생존에 필요한 에너지원이 되는 탄수화물이나 단백질을 먹으면 쾌락을 느끼고 맛있다는 신호를 내보낸다.

특히 쾌락을 가장 많이 느끼게 하는 물질이 탄수화물이다. 당장 빨리 쓸 수 있고 쓰는 데 전혀 걸림돌이 없는 최고의 에너지원이다. 그래서 고탄수화물과 달콤한 음식에 중독되기가 쉽다. 당장 쓸 에너지 외에 남는 에너지는 나중에 써먹기 위해 전부 지방으로 저장한다. 현금을 모아 부동산을 사는 것과 비슷한 이치다.

먹을 수밖에 없는 이유

우리는 언제 어디서나 에너지를 구할 수 있다. 에너지가 풍족하므로 굳이 저장할 필요도 없다. 그런데도 우리 뇌는 음식을 먹을 때 어째서 그토록 강한 쾌락을 느끼게 하는 걸까?

인류 역사 동안 먹을 것이 풍족했던 시절은 그리 오래되지 않는다. 사냥을 하던 시절은 물론이고 인류가 농사를 짓게 되었을 때에도 식량은 충분하지 않았다. 자연재해로 농사를 망치면 굶는 경우가 더 많았다. 그 오랜 시간 동안 사람은 에너지원이 생길 때마다 먹고 쾌락을 느끼게끔 진화했다.

인류는 탄수화물과 지방을 어떻게 해서든 찾아 먹었고, 또 남는 에너지는 지방으로 모아두도록 진화했다. 그렇게 적응에 성공한 사람들만 살아남아서 그 유전자를 보다 널리, 많이 남겼다. 현대 사회는 어떻게 보면 인류에게 정말 풍족한 시기이지만 한편으로는 과도기적 시기이기도 하다. 비만은 이 풍족의 시대에 인류가 적응하지 못해 생긴 일로, 현대 인류가 풀어야 하는 시대적 숙제이기도 하다.

영양 과잉 시대에서의 생존 전략

영양 과잉 시대에서 우리는 어떻게 비만으로부터 생존할 수 있을까? 살기 위해 먹을 수밖에 없다면 이제 조절해야만 한다.

첫째, 고탄+고지 조합 중 하나라도 빼고 먹는다

외식을 할 경우 가장 많이 찾게 되는 것이 바로 고탄수화물, 고지방 음식이다. 아예 먹지 않는 것이 불가능하다면 둘 중 하나만 먹는 것도 방법이다. 고탄수화물 위주로 먹거나 아니면 고지방 음식 위주로만 먹는 것이다.

둘째, 무조건 참지 말고 대체 음식을 찾아 먹는다

인간은 살찌는 음식을 선호하도록 진화했기 때문에 그 한계를 인정하고 거기에 맞춰 다이어트를 시작하는 것도 방법이다. 인내심도 근육처럼 한계가 있으므로 무작정 음식을 참다가는 터질 수 있다. 살이 비교적 덜 찌는 대체 음식을 찾아서 계획적으로 먹어야 한다.

셋째, 맛있는 음식에 휘둘리지 않는다

살찌는 음식을 먹으면 안 되는 걸 잘 알지만, 막상 먹을 때 너무 좋고 먹고 나면 후회하며 자책하는 것이 문제다. 맛있는 음식에 휘둘리지 말고 '착한 음식'을 찾아보자.

맛있다는 것에 대한 인식을 바꾸자

건강과 다이어트에 도움되는 음식인데 맛까지 좋은 경우도 많다. 또 같은 음식을 먹어도 사람마다 살이 찌는 정도가 다르므로 맛있다는 것의 정의를 조금 달리 생각해보자. 올바른 다이어트 지식을 바탕으로 담백하고 신선한 음식, 먹으면 몸이 가벼워지는 음식이 곧 맛있는 음식이라고 여겨보자.

다이어트에 힘을 주는 비타민

비타민, 미네랄 다이어트

다이어트에 대한 관심이 많아지고 다양한 방법들이 소개되면서 무작정 굶으면서 살을 빼는 경우는 줄었다. 그럼에도 다이어트 중에는 평소보다 음식을 제한하고 덜 먹기 때문에 영양소가 부족해지기 쉽다. 탄수화물, 단백질, 지방은 비교적 잘 챙겨 먹지만 비타민, 미네랄은 놓치는 경우가 많다.

우리가 섭취한 지방은 복잡한 과정을 거쳐서 대사되고 분해된다. 소화가 되려면 많은 재료가 필요한데 특히 비타민과 미네랄이 많이 필요하다. 단순히 지방 대사뿐만 아니라 몸 전체의 대사나 모든 기능이 이루어지려면 비타민, 미네랄이 다양하게 그리고 많이 필요하다. 비타민과 미네랄이 부족하면 몸의 대사가 원활하지 않게 되고 전체적인 신체 기능이 떨어진다.

다이어트에 필요한 비타민과 미네랄

비타민 D

비타민 D는 뼈를 튼튼하게 해주는 것으로 잘 알려져 있지만 체중 감량에도 크게 관여한다. 218명의 비만 여성을 1년간 관찰한 연구에서 비타민 D를 섭취한 쪽이 3.2kg 더 감량했다는 결과를 얻었다. 4,600명의 고령 여성을 대상으로 4.5년간 진행한 연구에서도 비타민 D가 체중 감량에 도움을 준다는 결과가 나왔다. 그런데 문제는 비타민 D가 부족해지기 쉽다는 것이다.

19~70세 성인은 하루에 600IU(15mcg) 정도의 비타민 D를 먹어야 한다. 하지만 과잉 섭취 시 문제가 생길 수 있기 때문에 하루 4,000IU 이상은 섭취하면 안 된다. 체중 1kg당 70~80IU 정도로 자신에 맞는 섭취량을 계산하자.

비타민 D가 부족한 이유

① 전 세계 인구의 50% 정도는 비타민 D가 부족하다.

② 다이어트로 음식이 제한되면 비타민 D 결핍이 일어나기 쉽다.

③ 햇빛을 덜 쐬면 체내 비타민 D가 부족해진다. 비타민 D는 음식으로도 섭취되지만 햇빛으로도 합성된다. 외출이 적은 겨울에 특히 부족해지기 쉽다.

④ 비만일수록 비타민 D가 부족할 확률이 높다. 덩치가 클수록 비타민 D 필요량이 더 많아지기 때문이다.

비타민 D가 필요한 이유

① 새로운 지방세포의 형성을 막는다.

② 지방세포의 지방 저장을 억제한다.

③ 식욕과 포만감에 영향을 미치는 세로토닌을 증가시킨다.

④ 체중 감량을 일으키는 테스토스테론이 많으면 비타민 D도 많을 확률이 높다.

비타민 B

비타민 B의 주요 기능은 몸이 탄수화물, 단백질, 지방 등을 대사할 수 있게 도와주는 것이다. 예를 들어 비타민 B1은 체세포가 탄수화물을 에너지로 변환할 수 있도록 돕는다. 다른 말로 하면 비타민 B가 부족해지면 신진대사와 지방대사가 원할하지 않다는 뜻이다. 비타민 B는 달걀, 유제품, 통곡물, 콩류, 감자, 바나나 등에 많다. 특히 채식만 하는 경우 동물성 음식에만 있는 비타민 B12 섭취에 신경을 써야 한다.

철분

철분은 우리 몸이 음식에서 에너지를 만들어내는 데 관여한다. 철분이 적으면 신체 대사가 떨어진다. 철분은 산소를 싣고 우리 몸 곳곳으로 운반한다. 이 과정에 근육이 지방을 태우는 과정도 포함된다. 반대로 철분이 너무 적으면 근육에 산소가 부족해져서 지방을 연료로 태우는 과정이 원활하지 못하게 된다. 하지만 철분도 너무 많이 먹으면 안 좋은데 특히 임산부가 철분제를 많이 섭취하면 변비가 발생한다.

마그네슘

마그네슘은 신진대사와 에너지 생성에 필수적인 미네랄이다. 300개 이상의 효소 시스템에서 중요한 역할을 맡고 있는데 혈당 조절, 혈압 조절, 뼈 강도 유지, 신경계 기능 유지 등이 포함된다. 특히 마그네슘이 없다면 몸 안에서 에너지를 생성하는 화학 반응이 일어나지 않는다. 하지만 마그네슘을 지나치게 많이 섭취하면 설사를 할 수도 있다.

음식을 통한 비타민과 미네랄 섭취

비타민과 미네랄은 음식을 통해 섭취하는 것이 가장 좋다. 비타민 D와 비타민 B는 달걀에 많이 포함되어 있다. 철분은 검정콩, 마그네슘은 녹색 채소에 많다. 하지만 수많은 비타민과 미네랄을 모두 챙기기 어려우므로 효율적인 습관이 필요하다. 비타민과 미네랄은 필요보다 더 많이 먹는다고 해서 살이 더 잘 빠지는 것은 아니다. 다만 비타민과 미네랄이 부족하면 살이 잘 안 빠질 수 있다. 적절한 식이요법과 함께 비타민, 미네랄 섭취를 병행한다면 더욱 효과적인 다이어트가 가능하다.

비타민과 미네랄 섭취 방법

① 음식을 최대한 골고루 먹는다. 음식을 통한 섭취가 가장 좋으므로 다양한 음식을 먹으면 비타민, 미네랄을 놓칠 확률이 줄어든다.

② 종합비타민을 먹는다. 따로 비타민을 구분해서 먹기 어렵기 때문에 종합비타민을 추천한다. 매일 섭취하는 것이 부담스럽다면 사나흘에 한 번씩 섭취해도 충분하다.

나는 다이어트 강박증일까?

강박증 이기는 방법

강박증은 본인 의지와 상관없이 뭔가에 의해 불안해지고 같은 행동을 반복하는 것을 말한다. 실제로 살이 쪘느냐 안 쪘느냐와는 별개로 깡마른 사람도 다이어트 강박증이 있을 수 있다. 강박증의 핵심은 마음속의 불안함에 있기 때문이다. 불안감을 해소하려고 반복적인 행동을 계속하는 것이 바로 강박증이다. 강박증과 불안 증세가 더해지면 거식증 같은 섭식 장애가 생길 수 있고 폭식 같은 잘못된 식습관이 자리 잡으면서 고도비만이 되는 경우도 있다. 웹상에서 공유되는 다이어트 강박증 자가 진단법을 살펴보자.

① 식이를 잘 지키다가 어느 순간 미친듯이 폭식한다.
② 폭식하고 나면 죽고 싶을 정도로 죄책감에 시달린다.
③ 밥 먹은 직후 1kg이라도 찌면 우울해진다.
④ 거울을 보면서 살이 쪘는지부터 살핀다.
⑤ 살이 쪘다고 생각되면 약속을 일절 잡지 않고 집 밖으로 나가지 않는다.
⑥ 하루에도 수시로 몸무게를 잰다.
⑦ 차라리 음식 자체를 안 먹는 게 속 편하다고 생각한다.
⑧ 살이 찐 것 같으면 일단 굶는다.

⑨ 먹어도 배가 고플 때가 있다.

⑩ 고무줄 몸무게다.

강박증 어떻게 해결할까?

보통은 신경정신과에서 약물 치료와 인지행동 치료를 병행한다. 인지행동 치료는 어떤 사람이 물만 먹어도 수시로 몇 번씩 체중을 잰다고 할 때 물을 먹인 다음 체중을 못 재도록 막는 식으로 진행한다. '물을 먹어서 생긴 불안감이 체중을 꼭 재지 않아도 저절로 없어지는구나'라고 깨닫게 해주는 것이다.

강박증이 심한 경우 일상생활에 큰 지장이 오거나 생명이 위험한 경우도 있다. 이런 경우 신경정신과에서 약물 복용과 행동 치료를 통해 불안감의 근원을 찾아서 뿌리째 뽑는 근본 치료로 강박증의 원인을 직접 공략한다.

체중과 다이어트에 대한 올바른 지식 쌓기

다이어트 강박증이 있는 경우 밥만 먹거나 물만 먹어도 체중을 측정하고 체중이 늘었으면 괴로워한다. 하지만 밥을 먹자마자 체중이 늘어난 것은 체지방이 늘어난 게 아니라 그저 섭취한 음식의 무게다. 보통 소화에 2~5일이 걸리기 때문에 지방 합성은 바로 일어나지 않는다.

몸무게가 아니라 올바른 과정에 집중하기

체중과 몸무게에 집착하지 말고, 내가 다이어트를 제대로 하고 있는지를 보아야 한다. 바르게 하고 있다면 결국 좋은 결과가 따를 것이다. 일희일비하면서 단기적인 체중 변화에만 신경 쓰면 마음만 힘들어지고 다이어트를 오래 유지하기가 어렵다.

먹는 것에 죄책감 갖지 않기

체중과 다이어트에 강박증을 가진 경우 대부분 음식과의 관계 형성이 잘못된 경우가 많다. 먹고 싶은 것을 억지로 참다가 터지면 그 음식에 굴복한 느낌이 들면서 죄책감이 생긴다. 적당량을 먹는 연습과 더불어 먹고 싶을 때만 먹는 습관을 기르자.

감정 해소를 먹을 것으로 하지 않기

감정 상태에 따라 해결 방법으로 먹을 것을 찾는 습관을 고쳐야 한다. 스트레스를 받고, 감정적으로 힘들어서 생기는 식욕을 가짜 식욕이라 한다. 가짜 식욕은 먹을 당시에는 일시적으로 감정 해소가 되지만 계속 식욕을 불러일으켜 진짜 식욕을 방해한다. 가짜 식욕은 과감하게 떨쳐버리고 배가 고플 때 먹으면 포만감을 느끼는 진짜 식욕과 친해져야 한다.

내가 중심이 되는 다이어트

누구에게나 어느 정도의 다이어트 강박증이 있다. 대부분의 원인은 각자의 불안에 있으며 그 불안의 근본에는 다이어트에 대한 잘못된 정보, 음식과의 잘못된 관계 형성, 그리고 우리의 감정 문제가 있다. 다이어트 자체가 스트레스가 되어서는 안 된다. 다이어트는 내 건강을 지키면서 내가 하고 싶은 것을 하는 즐거운 과정이 되어야 한다.

다이어트 잡학사전 5

살찌게 만드는 뚱보균이 정말 있을까?

장 안에는 두 가지 세균이 압도적으로 많다. 바로 뚱보균인 피르미쿠테스Firmicutes 와 날씬균인 박테로이데테스Bacteroidetes 다. 뚱보균은 지방 합성을 촉진시키고 날씬균은 지방 합성을 막는다. 이 두 세균의 비율이 적절해야 살이 잘 찌지 않고 비만을 예방할 수 있다.

2018년 발표한 가천대 의대의 연구에 따르면 건강한 성인의 경우 뚱보균과 날씬균의 비율이 대략 1:1 정도다. 미국인의 경우 살이 찐 사람은 피르미쿠테스가 10배 많고, 날씬한 사람들의 경우에는 박테로이데테스가 3배 정도 많다고 한다. 즉 인종마다 비율이 다르고 또 같은 사람이라 하더라도 그 사람이 주로 무엇을 먹느냐에 따라 달라진다.

뚱보균과 날씬균은 장내세균검사라고 하는 대변검사를 통해 쉽게 측정할 수 있다. 이 검사를 하면 락토바실러스Lactobacillus, 비피도박테리움Bifidobacterium 등 건강과 면역력 전반에 영향을 미치는 세균들도 함께 측정할 수 있다.

유전되는 뚱보균

세균은 주로 두 가지 방법으로 유전된다.

첫째, 모유를 통해 엄마의 유산균이 아기한테 전달된다. 엄마의 대장 안에 있는 유산균들이 면역세포를 통해 유방으로 가고 거기서 다시 모유를 통해 아이에게 전달되는 것이다. 둘째, 자연분만 도중 산모의 대장과 질내에 있는 세균이 입을 통해 유아 장내로 들어가게 된다. 자연분만 도중 아이가 엄마의 산도로 나오면서 자연스럽게 세균이 입안으로 들어가 유전이 되는 것이다. 제왕절개의 경우 해당되지 않는다.

뚱보균을 물리치는 습관

뚱보균과 날씬균은 유전되지만 무엇을 먹느냐에 따라 달라질 수 있다. 유전으로 좋은 균을 타고 났어도 식습관에 따라 좋지 않게 바뀌기도 하고, 좋게 바뀌기도 한다.

① 가공된 당질을 피하자

설탕, 액상과당이 가공한 당질이다. 사탕, 과자, 초콜릿 등에 많이 들어 있다. 밀가루 음식도 이 범주에 속한다.

② 육류 섭취를 줄이자

육류는 뚱보균이 좋아하는 음식이다. 육류를 많이 먹을수록 뚱보균이 늘어난다. 저탄고지 다이어트를 하는 경우 고기를 먹어도 살이 안 찐다고 하는데 저탄고지 방식을 아주 철저히 지킬 때에만 가능하다.

③ 식이섬유가 풍부한 음식을 먹자

날씬균을 늘리려면 날씬균이 좋아하는 식이섬유가 풍부한 음식을 먹으면 된다. 채소를 많이 먹는 것이 좋다.

④ 휴식과 수면을 충분히 취하자.

먹는 것과 더불어 휴식과 수면이 중요하다. 수면과 휴식이 잘 되어야 장내 세균총이 건강해지고 유익균 즉 날씬균이 많아진다.

PART 3.

조금 더 쉬워지는 다이어트

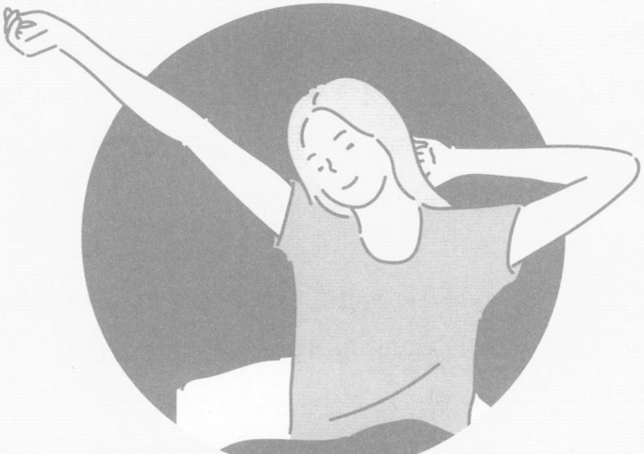

아침 식사는 반드시 하자

다이어트에 아침 식사가 필요한 이유

아침 식사와 다이어트의 관계에 대한 논문 13개를 정리한 결과Systematic review가 발표되었다. 아침을 굶는 것이 체중 감량에 도움이 될까? 논문 결과를 보면 아침을 먹는 것이 살찔 가능성이 높다고 한다. 하지만 연구 결과가 왜 그렇게 나왔는지에 대해 생각해볼 필요가 있다. 이 논문에서 인용한 논문 13편 중 12편이 영국, 호주, 미국, 아일랜드, 뉴질랜드 등에서 진행된 연구다. 해당 국가에서 아침으로 주로 먹는 음식의 칼로리와 설탕 함유량을 살펴보자.

아침 메뉴

던킨 도넛Dunkin donuts 바나나 초콜릿 칩 머핀(설탕 46g): 510kcal

초바니Chobani 블루베리 프루츠 요거트(설탕 15g): 130kcal

아이홉IHOP 뉴욕 치즈 팬케이크(설탕 55g): 940kcal

퀘이커Quaker 오트 앤 허니 그래놀라(설탕 26g): 420kcal

제너럴 밀스General Mills 솔티 너츠 그래놀라 바(설탕 12g): 170kcal

기본 논조는 아침을 먹지 않던 사람이 아침을 먹으면 추가 칼로리를 섭취하게 되어 오히려 살이 찐다는 것이다. 위 식단은 설탕 덩어리 음식 위주로 구성되어 있으니 살이 찌지 않을 수가 없다. 이와 달리 우리네 아침은 밥을 기본으로 구성되어 있어 차이가 크다. 그러므로 단순하게 논문의 결과만 보기보다는 임상 기조를 살펴볼 필요가 있다.

대부분의 나라에서는 아침을 먹는 것을 권장한다. 2019년 연세대 연구팀의 연구 결과를 보자. 2014~2016년 국민건강영양조사에 참여한 40~79세 7,205명을 분석한 결과, 아침 식사를 일주일에 한두 번만 해도 아예 아침을 거르는 경우보다 심근경색이나 뇌졸증, 심혈관 질환 발생 위험이 절반 가까이 줄어든다는 연구 결과가 나왔다.

아침 식사를 거르면 생기는 문제점

야식증후군 가능성이 높아진다

야식증후군 Night Eating Syndrome은 밤에 식욕이 증가하여 야식을 습관적으로 먹게 되고 그러다 살이 찌는 증후군이다. 야식증후군은 네 가지 증상을 보인다. 첫째, 밤에 식욕이 증가한다. 둘째, 아침을 거른다. 셋째, 소화기 문제가 발생한다. 넷째, 불면 등 수면의 질이 떨어진다. 아침 식사를 거르면 저녁과 그다음 끼니 사이에 간격이 길어져 야식이 더 당기고 야식증후군 가능성이 높아진다.

수면 주기까지 망가질 확률이 높다

아침 식사를 거르는 이유를 대부분 시간이 없어서라고 한다. 늦게 일어나서 아침 먹을 시간이 없고, 일과 후 집에 돌아온 뒤에는 제시간에 잠자리에 들기보다는 휴대폰을 보거나 텔레비전을 보다가 새벽이 돼서야 잠이 들기 때문에 또 늦잠을 잔다. 아침 식사를 거르는 것만이 문제가 아니라 생활 주기 전체가 흐트러지는 것이 문제다. 수면의 양과 질은 살이 빠지는 것과 관계가 깊으므로 아침 식사와 수면 주기 습관을 함께 고칠 필요가 있다.

아침 식사를 하면 좋은 점

규칙적인 생활 주기로 폭식 방지

아침 식사를 거를 경우 발생하는 문제점을 반대로 생각하면 쉽다. 규칙적으로 아침 식사를 하는 사람과 불규칙적으로 아무 때나 먹는 사람 중에서 누가 더 폭식할 가능성이 높을까? 굳이 관련 논문을 찾을 필요도 없이 답은 명확하다. 임상에서 아침 식사를 챙겨 먹는 사람은 규칙적인 생활 주기를 정착시키기 쉽고 폭식도 덜해서 식이조절 또한 성공할 확률이 높다.

점심에 식욕이 덜 당긴다

보통 폭식은 저녁 식사나 야식을 통해서 한다고 생각하지만 의외로 점심에 폭식하는 경우가 많다. 특히 직장인 중 남성들의 경우가 그렇다. 오전에 에너지 소비가 크기 때문에 아침 식사를 걸렀다면 점심에 자연스레 폭식하게 된다. 점심이 저녁보다 폭식에 대한 경각심이나 조심성이 덜한 것도 이유다. 이런 경우 아침 식사를 하게 되면 점심 식사 조절에 큰 도움을 받을 수 있다.

수면 주기 정상화로 건강 회복 및 다이어트 도움

수면의 양과 질이 나빠지면 살이 잘 빠지지 않는다. 아침을 먹게 되면 생활 주기와 수면 주기가 정상화를 찾을 확률이 높다. 생활 주기가 안정되어 건강이 회복되면 다이어트도 한결 수월해진다.

아침 식사로 무엇을 먹어야 할까?

처음 시작할 때는 소화가 잘되는 음식

아침 식사를 오랫동안 먹지 않다가 갑자기 먹게 되면 소화가 되지 않을 수 있다. 그 더부룩함과 답답함이 계속 이어져 점심까지 먹기 힘들어질 수도 있다. 오랜만에 아침 식사를 한다면 소화가 잘되는 유동식, 과일 등으로 간단하게 먹다가 차츰 아침을 먹는 게 익숙해질수록 밥 같은 고형식으로 바꾸는 것이 좋다. 아침 식사를 하지 않는 생활이 길었다면 이 적응 기간 또한 길 수 있으므로 몇 개월 정도 꾸준하게 연습해 몸이 적응할 수 있는 시간을 주어야 한다.

적당량만 먹는다

아침 식사를 너무 든든하게 먹을 필요는 없다, 몸의 기능과 생활 주기를 정착시키기 위한 도구로써 '속을 좀 채워 놓는다' 정도면 충분하다. 아침을 너무 배부르게 먹으면 소화를 시키는 데 에너지 소비가 집중되어 몸이 빠르게 피곤해질 수 있고, 점심에도 나쁜 영향을 줄 수 있다.

간단하게 먹을 수 있는 것을 미리 챙겨놓자

자신의 취향과 기호를 생각해서 아침 식사로 먹기 부담 없고 준비하기 간단한 음식을 정해 미리 준비해두자. 직장인의 경우 아침 시간이 바쁘기 때문에 간편하게 먹을 수 있는 것이 아침 식사로 좋다. 식사를 제대로 챙겨 먹는 것이 가장 좋지만 현실적으로 힘들다면 선식, 시리얼, 과일 등을 추천한다. 체중 조절용으로 제조된 식품은 영양소가 비교적 골고루 포함되어 있어서 식사 대용으로 충분하다.

혹은 밤에 먹고 싶었던 것을 아침에 먹는 방법도 좋다. 밤에 초콜릿 케이크가 먹고 싶었다면 참았다가 차라리 아침으로 먹도록 하자. 또한 아침 먹는 습관이 좋다고 해서 먹기 싫은 음식을 억지로 먹을 필요는 없다.

최대한 다양한 아침 메뉴를 개발하자

아무리 좋아하는 음식이라도 계속 먹다 보면 질리기 쉽다. 아침 식사에 대한 거부감 없이 식사 주기를 잘 유지하려면 자신에게 맞는 아침 메뉴를 찾아야 한다. 제철 식재료에 따라, 혹은 시기별로 당기는 음식에 따라 아침 메뉴를 다양하게 개발하여 아침 식사를 꾸준하게 유지하는 것이 좋다.

밤낮이 바뀌면 살이 찌기 쉬울까?

생체 리듬과 다이어트의 관계

밤낮이 바뀌면 살이 찌냐고 묻는 사람이 많다. 결론부터 말하자면 그렇다. 수면과 다이어트는 밀접한 관계가 있다. 잠을 충분히 자고 잘 자야 살도 잘 빠진다. '낮에 일하고 밤에 먹는 것과 밤에 일하고 낮에 먹는 것은 똑같다, 먹는 양이 중요하지 먹는 시간대는 중요하지 않다'고 말하는 사람도 있다. 물론 섭취한 칼로리보다 소비한 칼로리가 더 많다면 살이 빠지는 것은 맞다. 그런데 아침을 먹고 야식을 피하라는 이유가 무엇인지 잘 생각해봐야 한다.

밤낮이 바뀌면 살찌는 이유

간헐적 단식을 반대로 한다면?

간헐적 단식의 요지는 똑같은 칼로리라도 시간을 제한해 먹으면 살이 덜 찐다는 것이다. 우리가 음식을 섭취하면 인슐린이 분비되는데 이것이 살을 찌게 하는 주요 원인이다. 먹는 시간을 제한해 인슐린이 나오는 시간대를 줄이면 곧 살이 찌는 시간대가 줄어든다. 하지만 밤과 낮이 바뀐 경우 시간을 제한하기 어렵다. 이 경우 수시로, 아무 때나, 시도 때도 없이 음식을 섭취하게 된다. 인슐린 분비 시간이 늘어 똑같은 양을 먹어도 더 살이 찌게 되는 것이다.

생체시계 교란으로 건강에 문제가 생긴다

아침에 일어날 시간이 되면 저절로 눈이 떠지고, 식사 때가 되면 배가 고프고, 해외 여행을 가면 시차 적응을 해야 하는 이유는 바로 우리 몸의 생체시계 때문이다. 인간의 생체시계는 밤에 자고 낮에 활동하도록 세팅이 되어 있다. 이 생체시계는 유전자 레벨에 각인되어 있는 것이다. 낮과 밤이 바뀐 생활을 오랫동안 유지해서 익숙하더라도 그 생활이 지속된다면 지방 대사 등에 문제가 생겨 살을 빼기 힘들다.

안 좋은 음식만 골라 먹게 된다

밤낮이 바뀌어 살찌는 가장 큰 이유는 야식증후군 때문이다. 야식증후군은 밤에 음식물을 섭취하는 바람에 잠을 잘 못 자고, 속이 더부룩한 아침에는 식사를 거르게 되어 소화기가 나빠진다. 밤에 먹는 음식은 아침에 먹는 것보다 기름지고 칼로리가 높다. 아침과 점심을 먹는 사람보다 점심과 저녁을 먹는 사람이 더 많이 먹는 경향이 있다는 연구 결과도 있다. 밤낮이 뒤바뀌면 피로감, 우울감, 스트레스가 증가하여 가짜 식욕에 취약해지고 살찌는 음식을 골라 먹게 된다.

밤낮이 바뀌었을 때 해결 방법

정상 사이클로 교정한다

밤낮이 뒤바뀐 일상을 바꾸어 건강한 사이클로 돌아가야 한다. 생활 패턴을 바꾸는 가장 좋은 방법은 낮에 자지 말고 최대한 버티다가 밤 10시 전에 자는 시도를 반복하는 것이다. 다만 자지 않고 무작정 버티는 방법은 굉장히 힘드므로 건강이 좋지 않은 사람에게는 추천하지 않는다.

교대 근무하는 경우라면 사이클을 최소화한다

교대 근무를 하는 직업이라면 건강한 사이클을 유지하기 힘들다. 보통 3교대인 경우 데이(낮) 근무, 나이트(야간) 근무, 오후 근무 등 시간이 딱 정해져 있다. 근무 시간이 정해져 있어도 생활 사이클이 일정하게 유지되기는 어렵다. 1년 365일이면 365개의 다른 생활 사이클이 나올 수도 있다. 2교대인 경우 2개의 생활 사이클, 3교대인 경우 3개의 생활 사이클이 딱 나오게 해야 한다. 수면 시간과 식사 시간을 각 근무 스케줄별로 최대한 고정해 사이클 개수를 최소화하는 것이 좋다.

아침 식사는 무조건 챙기기

아침 식사를 해야 밤에 식욕이 덜 생긴다. 또 아침에 먹는 음식은 밤에 비해 건강한 음식일 확률이 확실히 높다. 밤에 먹고 싶었던 음식도 아침에 먹으면 조절이 좀 더 쉽다. 중요한 점은 아침은 본인 기준으로 아침이란 것이다. 야간 근무면 오후 8시에 내가 일어났을 때가 아침이고, 주간 근무면 오전 8시에 일어났을 때가 아침이다.

점심은 일할 만큼 먹기

교대 근무를 하는 경우라면 잠이 부족해 힘들 것이다. 특히 점심을 먹고 나면 졸릴 수 있다. 따라서 점심 식사는 일할 만큼만 먹고 과식은 피해야 한다. 또 남는 시간에 낮잠을 잘 수 있다면 가볍게 수면을 취하는 것이 좋다. 먹고 바로 자면 속이 안 좋을 수 있으므로 먼저 자고 일어나서 적당히 먹는 방법을 추천한다.

저녁은 적게 먹고 일찍 자기

일과 후 집에 돌아온 뒤 저녁은 조금만 먹고 빨리 잠자리에 들어야 한다. 일과 후 오래 깨어 있을수록 무엇인가 또 먹을 확률이 높아진다. 특히 잠들기 네 시간 전에는 식사를 끝내는 것이 좋다.

다이어트 잡학사전 6

• • •

쾌변을 하면 정말 살이 빠질까?

최근 SNS에서 쾌변과 다이어트를 연관시키는 광고를 많이 본다. 쾌변을 하고 나면 살이 빠진다는 그 광고들이 모두 사실일까? 시원하게 변을 보고 난 다음은 왠지 몸이 가볍고 살까지 빠진 것 같은 느낌이 드는 이유는 왜일까?

체지방은 줄지 않는다

변을 보고 나서 체중이 일시적으로 줄어들면 살이 빠졌다고 생각할 수 있다. 하지만 다이어트는 몸 속의 변이나 수분을 빼는 것이 아니라 체지방을 빼는 과정이다. 변이 빠지면서 그만큼의 무게가 빠졌을 뿐 체지방이 줄어든 것은 아니므로 살이 빠졌다고 볼 수는 없다. 즉 변을 많이 본다고 다이어트가 되는 것은 아니다.

쾌변을 돕는다는 다이어트 식품에는 섬유질이 포함되어 있어 변의 부피가 늘어난다. 그리고 그만큼 수분도 많이 빠져서 변을 보고 나면 평소보다 더 개운하고 살이 빠진 것처럼 느껴질 뿐이다.

변비에는 도움이 될 수 있다

숙변이 많거나 변비가 심하다면 다이어트가 변비에 악영향을 주기도 한다. 또 다이어트 중 많이 먹는 닭고기와 달걀이 변비를 유발하므로 섬유질이 포함된 다이어트 식품을 먹어서 변을 잘 보게 되면 어느 정도 다이어트의 효과를 볼 수도 있다. 변비로 인한 문제를 해결한다는 점에서는 플러스 요인인 셈이다.

하지만 평소 변을 잘 보는 사람이라면 배변을 자극하는 식품을 먹었다고 플러스가 되는 부분은 없다. 오히려 억지로 배변 활동을 자극해서 소화기에 무리가 갈 수 있다.

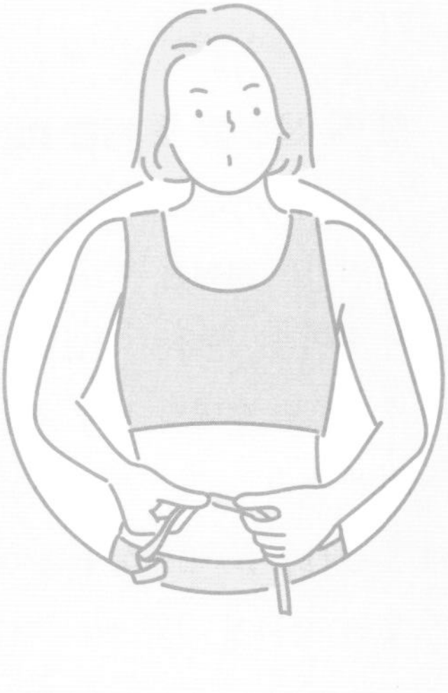

다이어트 중 잠을 잘 못 자는 이유

충분한 수면을 위해 하지 말아야 할 행동

잠만 잘 자도 살이 빠진다고 이야기한다. 다이어트 중 식이조절만큼 중요한 것이 바로 충분한 수면이다. 다이어트를 하면 식사량이 적어지면서 평소보다 잠을 못 이루게 된다. 그로 인한 피로가 누적되어 신체 활동이 적어지면 우리 몸은 지방을 체내에 저장하게 된다. 또 수면 부족이 되면 그렐린이라는 호르몬이 분비되고 공복감이 증가하여 과식의 원인이 된다. 또 포만감을 느껴 식욕을 억제하는 렙틴이라는 호르몬 분비가 감소하여 다음 날 더 많은 음식을 섭취하게 만든다. 그렇게 결국 다이어트는 실패할 확률이 높아진다. 다이어트 중 겪는 불면증을 해결하기 위한 방법을 알아보자.

밤에 잠을 잘 못 자는 이유

자기 전 무언가를 먹는다

다이어트 시에는 저녁을 일찍 먹고 야식은 먹지 않기 때문에 배가 고파서 잠이 안 온다는 사람이 많다. 분명한 의학적 사실은 자기 전에 음식을 먹으면 수면의 질이 낮아지고 소화기가 나빠진다는 점이다.

밤에 배가 고픈 것은 대부분 전형적인 거짓 식욕이다. 그러므로 꾸준하게 습관을 고쳐 극복하는 방법밖에 없다. 잠을 자면 에너지를 쓸 곳이 없기 때문에 저녁 식사 이후에는 무언가를 먹을 필요가 없다. 에너지를 소모하지 않으면서 자기 전에 음식을 먹으면 지방 저장량만 늘어나게 된다.

야식으로 인해 배가 부르면 소화기에 무리가 와 일시적으로 졸릴 수 있는데, 이것을 이용해 잠을 자는 것이 습관이 될 수 있다. 소화기에 매우 해로운 이러한 습관은 최대한 빨리 버리는 게 좋다. 자기 전에는 빈속으로 수면에 드는 것이 당연한 것이다. 배가 고파서 잠을 못 잔다는 생각은 할 필요조차 없다.

아침을 먹지 않고 저녁에 과식한다

밤에 음식을 먹으면 안 되는 이유를 앞서 설명했지만 밤에 배고픈 이유 중 하나가 바로 아침을 굶었기 때문이다. 아침 식사를 꼭 해야 불면, 소화불량, 식욕 증가, 체중 증가 등의 원인이 되는 야식증후군을 예방할 수 있다.

야식증후군의 가장 전형적인 형태가 아침을 아예 안 먹거나, 아침을 먹으면 속이 더부룩해서 잘 먹지 못하는 경우다. 대신 저녁 이후에는 식욕을 주체하지 못하고 과식하여 살이 찌고, 밤에 쉽게 잠들지 못하거나 얕게 자는 경우가 반복된다.

밤에는 내장 기관도 활동을 멈추고 잠들어야 하는데 무언가를 밤에 먹으면 소화기가 다시 활동하게 되어 깊은 잠을 잘 수가 없다. 이 경우 자주 생기는 위식도 역류증도 불면의 매우 흔한 원인 중 하나다.

저녁 늦게 운동한다

다이어트를 위해 저녁 늦은 시간에 격렬하게 운동하고 나면 잠이 오지 않을 수 있다. 이런 경우 운동 시간을 오전으로 바꾸는 것을 추천한다. 간혹 정말 힘들게 운동을 해야만 지쳐 쓰러져 잘 수 있다는 사람도 있는데 좋은 습관이 아니다. 몸이 지나치게 흥분되면 수면의 질이 떨어지기 때문이다. 가장 좋은 것은 운동 시간과 자는 시간 사이 간격을 네 시간 이상 주거나, 저녁 늦은 시간의 운동 강도를 낮춰 요가나 필라테스 같은 정적이면서 안정되는 운동을 하는 것이다.

잠들기 전에 술을 마신다

술은 다이어트와 수면 공동의 적이다. 잠이 오지 않아서 술을 마시고 그 취기 덕분에 잠들 순 있겠지만 수면의 유지와 질에는 악영향을 미친다. 또한 알코올 의존증을 겪는 사람들 중에서 잠을 잘 자기 위해 술에 의존하기 시작한 경우가 많다는 사실을 기억해두자. 잠이 오지 않는다면 술보다 따뜻한 우유 한 잔을 마시는 게 좋다.

소음 때문에 못 잔다

다이어트를 하게 되면 평소보다 예민해져서 소리에도 민감할 수 있다. 일단 시계를 무음 시계로 바꾸거나 스스로 없앨 수 있는 소음을 모두 제거해보자. 본인이 제거할 수 없는 다양한 소음이 존재한다면 귀마개를 사용하거나 노이즈 캔슬링 헤드폰, 이어폰 등을 사용해보는 것도 좋다.

귀마개는 본인의 귀에 잘 맞는 제품을 선택하자. 일반적으로 사용하는 스폰지 형태의 귀마개는 잘 압축해서 넣어야 귀 안에서 자리를 편하게 잡는다. 귀마개가 너무 꽉 끼는 경우 귀에 통증이 생길 수 있다.

또 좋은 소리를 들으며 잠드는 것도 추천한다. 이를 ASMR[Autonomous sensory meridian response]이라고 한다. ASMR은 주로 청각을 중심으로 하는 시각적, 청각적, 촉각적, 후각적, 혹은 인지적 자극에 반응하여 나타나는, 형언하기 어려운 심리적 안정감이나 쾌감 따위의 감각적 경험을 일컫는 말이다. 개인에 따라 심리적 안정감을 얻는 정도가 다르지만 청각을 통해 안정감을 얻는 경우가 많다. 특히 남성보다 여성이 청각에 민감하여 효과가 좋을 수 있다. 그런데 잠이 잘 들게 되더라도 계속 소리가 들리면 수면 유지에는 방해가 될 수도 있다. 얕은 잠을 자지 않고 깊게 자기 위해 잠이 들면 소리가 저절로 꺼지도록 설정해둬야 한다.

불빛 때문에 잠을 잘 못 잔다

숙면을 방해하는 이유로 불빛이 있다. 모든 불빛은 숙면의 적이다. 특히 다이어트를 하면 평소보다 예민해질 수 있기 때문에 빛을 차단하는 것이 좋다. 창문을 통해 들어오는 빛을 차단하는 암막 커튼은 필수다. 특히 교대근무 등으로 낮에 자야 하는 경우 암막 커튼은 반드시 필요하다. 암막 커튼은 그 자체로 불투명한 색으로 된 것이 좋고, 두꺼울수록 빛 차단율이 높으니 두께와 재질을 꼼꼼히 살펴보고 구입하자.

커피를 마시면 살이 빠질까?

커피와 다이어트의 관계

한국식품커뮤니케이션포럼KOFRUM에 따르면 국내 성인의 하루 평균 커피 섭취량이 약 2잔이라고 한다. 이 연구는 위덕대 보건관리학과 김승대 교수팀이 2019년 국민건강영양조사에 참여한 19세 이상 성인 3,325명을 대상으로 한 실험 결과이다. 커피 섭취량, 커피 섭취량에 영향을 미치는 요인 등을 조사한 결과, 국내 성인은 최근 1년 내 커피를 하루 평균 1.8잔(1~10잔) 마셨던 것으로 나타났다. 하루 평균 커피 섭취량은 남성(2잔)이 여성(1.5잔)보다 많았고, 40~64세 중년층(1.9잔)이 가장 많이 마셨다. 직업별로는 육체 노동을 하는 사람이 하루 2잔으로 가장 많았다. 이 밖에 사무직은 1.8잔, 무직·학생·주부는 각 1.6잔을 마셨다.

이렇게 하루 중 수시로 마시는 커피는 다이어트와 어떤 관계가 있을까? 향도 좋고 맛도 좋은 커피가 다이어트에 도움이 된다면 더 기분 좋게 마실 수 있지 않을까?

커피와 다이어트의 관계

커피를 마시면 갈색지방이 활성화된다

지방에는 '갈색지방'과 '백색지방'이 있다. 갈색지방은 포유류가 체온을 유지하기 위해 발달된 조직으로 몸 안에 있는 에너지를 소모하여 열로 바꾸는 역할을 한다. 갈색지방의 활성이 높은 사람은 에너지 소비가 많아 살이 잘 찌지 않고 생활 습관병 예방에도 큰 도움이 되는 것으로 알려져 있다. 쥐를 통한 실험 연구에서도 갈색지방의 양이나 활성이 높은 쥐가 마른 형태를 유지하는 것으로 밝혀졌다. 사람에게는 주로 목, 쇄골, 가슴 주위에 적은 양으로 존재하며 태어날 때는 많이 있지만 나이가 들어 감에 따라 감소하게 된다.

영국 노팅엄 의대의 마이클 사이먼즈 발달생리학 교수 연구팀은 커피가 갈색지방을 활성화시킨다고 밝혔다. 연구팀은 실험자들에게 아홉 시간 동안 운동, 카페인 및 알코올 섭취, 약물 복용을 하지 못하게 한 뒤 네스카페 오리지널 1잔(카페인 약 65mg) 또는 물을 마시게 했다. 커피를 마신 지 한 시간이 지난 후 연구팀이 자체 개발한 특수 열 영상 기술을 사용해 갈색지방의 변화를 추적 측정한 결과, 커피를 마신 후 목의 갈색지방이 뜨거워지면서 열이 발생하는 것으로 나타났다. 커피가 인체의 갈색지방 기능에 직접적인 영향을 줄 수 있다는 것을 보여준 사례다.

커피 섭취량이 늘면 수면 시간은 줄어든다

커피, 콜라, 초콜릿 등에는 각성 효과를 내는 카페인이 들어 있다. 카페인은 피로를 유발하는 뇌 속 화합물인 아데노신이 수용체에 흡수되는 것을 방해해 잠드는 것을 어렵게 만든다. 커피를 마시면 카페인으로 인해 일시적으로 스트레스가 풀리는 것처럼 느껴지지만 수면에는 방해가 된다. 체내에 흡수된 카페인이 완전히 사라지는 데에 여덟 시간이 걸리기 때문에 밤에 잠을 잘 못 자는 경우라면 오후 3시부터는 카페인 섭취를 자제해야 한다.

미국 카이저퍼머낸테 병원의 데보라 롬 영Deborah Rohm Young 박사 연구팀은 피츠버그 수면의 질 지수 평가 PSQI, Pittsburgh Sleep Quality Index를 사용해 23세 여성 462명을 대상으로 참가자들의 수면 시간과 수면 중 깨는 빈도, 탄산 및 스포츠 음료, 당이 첨가된 커피를 얼마나 마셨는지를 평가했다. 그 결과 참가자의 45.2%는 수면의 질이 낮았으며, 특히 에너지 음료나 고칼로리 커피를 마시는 습관을 가진 여성들의 수면이 더 좋지 않은 것으로 나타났다.

커피, 언제 어떻게 마시는 게 다이어트에 도움이 될까?

운동 전에 커피를 마시자

유산소운동을 하기 30분 전에 커피 한 잔을 마시면 운동 중 지방 산화가 높아지고 체지방 분해가 더 잘 된다. 똑같은 시간을 운동해도 카페인을 섭취한 뒤에 한 운동이 열량 소모가 더 많고 운동 시 통증은 덜 느낀다는 연구 결과도 있다. 카페인이 교감 신경에 영향을 미쳐 신체를 각성시키고, 에너지 연소를 자극하는 아드레날린 호르몬 분비를 자극해 대사량이 증가하는 것이다. 실제로 많은 운동선수들이 운동 전이나 운동 중에 카페인을 보충해 도움을 받는다. 운동 중 피로나 통증을 감소시키고 지구력과 집중력은 끌어올리기 때문이다.

실제로 지방을 연소시키는 수치에서도 차이가 있다. 스페인 그라나다 대학의 연구 결과에 따르면 카페인을 섭취한 후 운동한 그룹이 그렇지 않은 그룹보다 적게는 10%, 많게는 30% 가까이 지방을 더 많이 태운다고 밝혔다.

커피를 마셨다면 수분을 보충하자

갈색지방을 활성화시키고 대사량을 높이는 커피. 많이 마실수록 좋고 살도 잘 빠질까? 커피를 마시면 소변을 자주 보게 되고 붓기가 빠지는 듯한 느낌을 받을 수 있다. 하지만 소변량 증가와 체중 감소는 별개다. 카페인에 의한 수분 배출은 노폐물뿐 아니라 무기질, 수분이 함께 배출되므로 커피를 마셨다면 그만큼의 물도 반드시 보충해야 한다.

또한 개인의 민감도에 따라 커피 섭취는 위장 장애, 수면 장애, 심한 두근거림 등의 반응을 일으킬 수 있다. 식품의약품안전처에 따른 일일 최대 카페인 섭취량은 성인 기준 400mg이다. 권고하는 수준 이하로 섭취하더라도 자신의 컨디션에 맞게 조절해야 한다.

브랜드명	기본 사이즈	평균 용량(g)	카페인(mg/1잔)	에스프레소 샷 수
파스쿠찌	Regular	293	196	2
커피빈	Small	300	168	2
카페베네	Regular	299	168	2
투썸플레이스	Regular	311	159	2
할리스커피	Regular	310	152	2
스타벅스	Tall	309	114	2
엔제리너스커피	Small	283	95	1
이디야	One size	279	91	1
탐앤탐스	Tall	267	91	1

블랙커피를 마시자

다이어트 중에는 칼로리가 적은 블랙커피만 마셔야 한다. 에스프레소, 아메리카노, 핸드 드립 등 별도의 첨가물을 넣지 않은 블랙커피만 10kcal 안팎이다. 우유가 들어가면 100kcal가 넘어가며 여기에 시럽이나 파우더까지 들어가면 보통 200kcal가 넘는다. 300~400kcal 정도로 밥 한 공기와 맞먹는 커피도 많기 때문에 유의해야 한다. 습관적으로 첨가물이 들어간 커피를 서너 잔 마신다면 하루에 네 끼를 먹는 것과 비슷하다.

구분	구성	열량(kcal)	유사 열량 음식
에스프레소	설탕 1작은술 추가마다 +17kcal	100	사과 반 개
아메리카노	설탕 1, 프림 1작은술 추가마다 +38kcal	15	딸기 세 알
카푸치노	에스프레소, 스팀 밀크, 진한 거품	150	오믈렛 100g
캐러멜 마키아토	에스프레소, 캐러멜 약간, 우유, 거품	320	생선 초밥
카페모카	에스프레소, 초콜릿 파우더, 스팀밀크와 거품	400	피자 한 조각
모카 캐러멜 라테	에스프레소, 바닐라 파우더 약간, 스팀밀크와 거품	401	짬뽕 한 그릇
화이트 초콜릿 모카	화이트 초콜릿 모카 시럽, 에스프레소, 스팀밀크, 휘핑크림	510	햄버거+콜라
화이트 초콜릿 모카 프라푸치노	커피, 화이트 초콜릿 모카 시럽, 휘핑크림, 코코아 파우더	450	김밥 두 줄

커피에 민감하다면 디카페인 커피

디카페인 커피

카페인에 민감한 경우 저녁 무렵이나 오후에 커피를 마시면 잠들기 힘들 수 있다. 커피는 마시고 싶은데 카페인의 위력이 걱정이라면 카페인 성분을 제거한 디카페인 커피 Decaffeinated coffee를 마시는 것도 좋은 방법이다. 디카페인 커피는 커피의 맛과 향은 즐기면서 카페인 섭취는 피하고자 하는 사람들을 위해 만들어졌지만 카페인이 100% 제거된 것은 아니다. 보통 디카페인 커피 한 잔에는 10mg 이하의 카페인이 포함되어 있다. 자신의 상황에 맞춰 현명하게 마시자.

담배를 피면 다이어트에 도움이 되나요?

흡연과 다이어트의 관계

금연과 다이어트는 새해가 되면 빠지지 않는 목표 중 하나이다. 그런데 흡연자들 사이에서 '흡연 다이어트'가 인기를 끌고 있다고 한다. 흡연 다이어트는 담배를 피우면 식탐이 줄고 입맛이 없어 살을 빼는 데 효과적이라는데 정말일까?

미국 예일 의대의 신경생리학 교수인 마리나 피치오토 박사는 쥐 실험을 통해 니코틴과 식욕의 상관관계를 밝혀냈다. 실험 결과 체내에 니코틴을 가진 쥐들은 먹이 섭취량이 최고 50%까지 감소하였으며, 그 결과 체지방도 최대 20% 줄어들었고 또한 식욕을 억제하는 신경세포가 173%에서 최고 456%까지 활성화되었다. 다이어트를 위해 흡연은 정말 효과가 있을까?

니코틴과 인슐린의 관계

인슐린 분비를 떨어뜨리는 니코틴

인슐린은 혈액의 필수 불가결한 성분인 혈당을 조절하여 세포에 에너지를 공급하고 혈액에는 혈당이 필요 이상으로 돌아다니지 않도록 하는 혈액 청정 호르몬이다. 그런데 담배의 주성분 중 하나인 니코틴은 교감신경을 자극해 인슐린 분비를 떨어뜨리고, 체내 인슐린 사용 능력을 약 15% 감소시켜 혈당 수치를 높인다. 또한 미세혈관 합병증 발생 위험을 7배까지 높이며, 간접 흡연을 할 경우 당뇨 발생 위험이 2배 가량 증가한다.

인슐린의 최대 적은 중독이다. 담배와 술은 인슐린을 고장 내는 가장 큰 요인이다. 담배와 술은 췌장에 염증을 일으켜 인슐린 분비세포의 기능을 약화시킨다. 다이어트를 위해서가 아니라 건강을 위해서 담배와 술은 줄이는 것이 좋다. 아울러 술과 담배는 췌장암의 가장 강력한 위험 요소라는 사실을 명심하자.

담배는 설탕에 절인 니코틴

담배는 다이어트 물질이 아닌 설탕에 절여진 니코틴의 압축 물질이다. 미국에서 설탕을 가장 많이 소비하는 업체 2위를 한 담배 회사가 차지할 정도로 담배 제조에는 설탕이 많이 사용된다. 또한 설탕 외에도 담배에는 코코아 등 각종 감미료가 들어간다.

담배는 설탕에 절인 담뱃잎을 가공해 만든다. 담뱃잎을 설탕에 절이면 잎의 독성이 줄어들고 맛 또한 부드러워진다. 그러나 이러한 제조 과정 때문에 담배가 우리 몸에 들어오면 알코올이 분해되며 나오는 부산물인 아세트알데하이드가 만들어져 중독성이 높아지고, 담배 연기를 깊게 들이마시면 폐암 발병률이 높아지게 되는 것이다. 독성을 지닌 아세트알데하이드는 체내에 축적되어 각종 부작용을 일으킨다.

간헐적 단식과 다이어트

간헐적 단식을 하는 주요 목적 중 하나가 바로 인슐린 조절이다. 흡연은 혈당과 인슐린 저항성을 같이 올리므로 간헐적 단식은 물론 일반 다이어트에도 좋지 않다. 니코틴과 인슐린에 대해 미국 콜롬비아 의대의 내과학 교수 미네쉬 카트리Minesh Khatri의 설명에 따르면 니코틴은 세포의 특정 화학 반응에 영향을 미친다. 그래서 세포는 인슐린에 반응하지 않고 인슐린이 세포 안으로 들어가지 못하게 해 인슐린 저항성을 높인다. 인슐린을 세포에서 받아들여야 혈액 속 당을 세포 안으로 끌어들이지만 흡연을 통해 체내에 흡수된 니코틴이 이 작용을 방해하는 것이다. 이로 인해 2형 당뇨병 발병률이 높아진다. 또 니코틴은 콜레스테롤처럼 동맥 경화를 일으키는 혈중 지방 성분인 트라이글리세라이드 생성을 촉진시킨다.

〈정상적인 당 흡수 과정〉

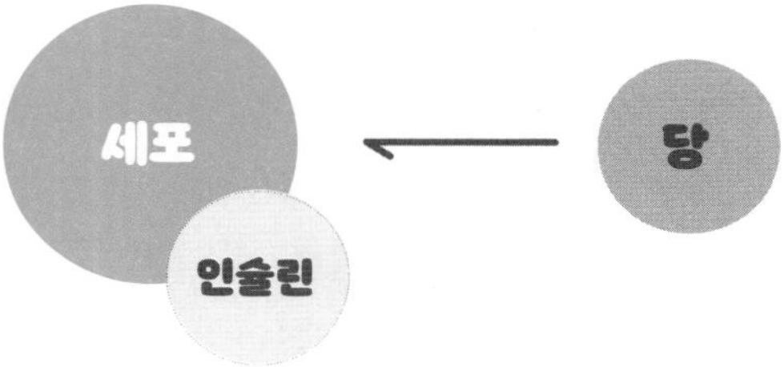

〈니코틴이 당 흡수를 방해하는 경우〉

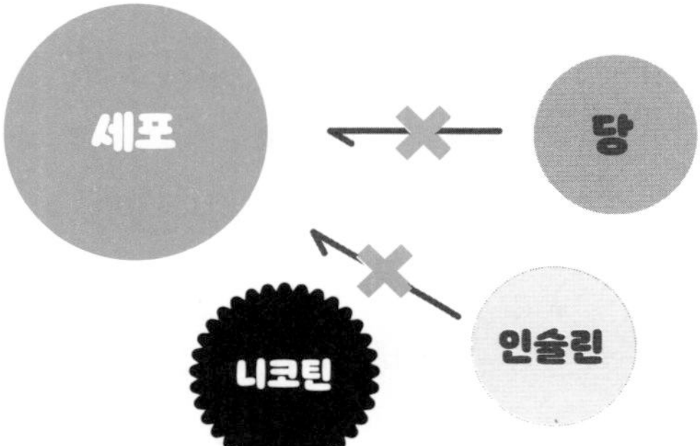

흡연 다이어트를 해도 될까?

다이어트와 건강에 해로운 흡연

흡연 자체는 식욕을 떨어뜨린다. 니코틴은 식욕 증가 호르몬, 식욕 저하 호르몬을 가진 뉴런들의 활동에 관여하기 때문에 흡연 도중에는 음식을 덜 먹게 되고 체중이 빠지는 경향이 있다. 그러다가 금연을 하면 식욕이 갑자기 증가해 살이 찌는 경우가 많다. 또 금연을 하면 우울감과 스트레스가 심해져 음식 중에서도 단것, 기름진 것, 탄수화물을 찾게 된다는 연구 결과도 있다.

금연 후 몇 주 동안 체중이 늘어난다면 앞서 말한 인슐린 저항성이 더 늘 수 있다는 연구도 있다. 체중 증가로 인한 인슐린 저항성 증가 현상은 금연 후 2년까지 최고점에 있다가 12년이 지난 후에야 비흡연인 수준으로 떨어지기 때문에 흡연이 식욕에 미치는 영향은 매우 크다.

단기적으로 보면 흡연하는 동안 살이 빠질 순 있다. 하지만 흡연은 당뇨병 발병 위험을 높이는 등 건강에 좋지 않을 뿐더러, 장기적으로 다이어트 효과는 줄고 오히려 살찌기 쉬운 체질이 될 수 있다.

다이어트와 건강을 위해 담배를 끊기로 마음먹었다면 한 번에 끊는 것이 좋다. 담배나 마약처럼 중독성이 있는 것들을 조금씩 줄여가는 과정 없이 단번에 끊어버리는 방법을 '콜드 터키Cold turkey'라고 한다. 단기적으로는 제일 힘들지만 장기적으로는 효과가 제일 강력한 방식이다. 2016년 옥스퍼드 대학의 연구에 따르면 담배를 끊을 때 한 번에 끊는 경우 성공률이 49%, 조금씩 줄여나가는 경우 성공률은 39.2%로 10% 정도 차이가 난다. 이는 담배 외에도 중독성이 있는 다른 물질들에도 적용할 수 있으니 참고해보자.

한식이 다이어트에 좋나요?

고추장, 된장, 간장의 특징

같은 양의 음식을 먹더라도 한식을 먹으면 다른 음식에 비해 쉽게 배가 고프지 않고 살도 덜 찐다는 이야기를 종종 듣는다. 우리나라는 밥을 주식으로 하고 여러 반찬을 부식으로 먹는다. 반면 서양은 스테이크, 스파게티, 햄버거, 피자 등 열량 높은 음식을 주로 먹는다.

한식과 양식에 대한 매우 흥미로운 연구가 있다. 한식과 양식별로 각기 다른 메뉴이지만 열량은 같은 음식을 먹기 시작하고 나중에는 서양식의 열량을 한식보다 줄여나가는 실험이었다. 그 결과 한식의 칼로리가 더 높더라도 서양식보다 다이어트에 더 효과적이라는 사실이 밝혀졌다. 체중이 같은 실험 참가자의 허리 둘레를 측정해보니 양식보다 한식을 섭취한 그룹의 허리 둘레가 더 많이 줄어든 것이다. 정말 한식은 다이어트에 더 효과적일까?

한식의 특징

건강한 식재료가 가득한 한식

한식은 곡류와 채소 등 건강한 식재료를 많이 쓴다. 또 한식은 서양의 메인 요리처럼 하나의 음식만 집중해 먹기보다 채소나 나물 등을 골고루 먹기 때문에 포만감이 크다. 이러한 한식은 양식에 비해 소화 속도가 더뎌 배고픔을 상대적으로 덜 느끼게 되고 식욕 조절에 용이하다.

또 한식에는 다이어트에 도움을 주는 건강한 식재료가 많다. 김치와 나물 등에는 식이섬유가 많아서 장운동이 활발해지고 변비를 예방할 수 있다. 그래서 복부에 지방이 쌓이는 것 또한 막아준다.

다이어트에서는 칼로리가 가장 중요하지만 음식에 들어 있는 영양소나 개인별 소화력, 체질에 따라 맞는 음식이 상이하기 때문에 한식이 무조건 다이어트에 효과가 있다고 단정하기는 어렵다. 매 끼니 규칙적으로 충분한 시간을 두고 음식을 먹는 것 또한 중요하다.

한식을 먹을 때 주의할 점

한식의 장점이 많지만 반대로 주의할 점도 있다. 한식에 가장 많이 사용되는 고추장, 간장, 된장에 대해서 알아보자.

한국인의 매운맛 고추장

한식에 가장 많이 들어가는 양념의 대표 주자는 바로 고추장이다. 한국인이 좋아하는 강렬한 매운맛인 데다 천연 재료로 만드므로 다이어트에도 도움이 될 거라고 생각하기 쉽다. 서양식에서 자주 나오는 케첩과 고추장을 비교해보자.

우선 고추장의 영양성분표를 보면 생각보다 칼로리가 높다. 보통 떡볶이 1인분에 고추장이 큰 숟가락으로 2, 3스푼이 들어가는데 총 70~90kcal 정도 된다. 떡볶이를 먹으면 살찌는 이유가 떡 때문이라고 생각하지만 고추장도 주요 요인 중 하나다. 고추장은 50% 이상이 탄수화물로 이루어져 있고 그중 반은 당류, 즉 설탕이다. 고추장 전체의 4분의 1이 설탕이므로 맵고도 단맛을 느낄 수 있는 것이다.

고추장은 엿기름과 찹쌀가루를 합친 장밥으로 만든다. 원재료부터 이미 탄수화물의 조합인 것이다. 최근에는 찹쌀가루 대신 밀가루를 사용하기도 하고 장밥에 고춧가루나 메줏가루 등을 넣는데 이러한 고칼로리 가루들은 탄수화물 함량이 더욱 높다. 그럼 초고추장은 괜찮지 않을까 할 수 있는데, 초고추장이 고추장보다 더욱 좋지 않다. 초고추장은 고추장에 식초를 넣어 만드는데 더욱 강한 단맛을 내기 위해 졸인 후 설탕을 추가로 넣어 만들기 때문이다.

고추장 종류	에너지 (kcal)	단백질 (g)	지질 (g)	탄수화물 (g)	총 당류 (g)	총 식이섬유 (g)	나트륨 (mg)	수분 (g)	수용성 식이섬유 (g)	불용성 식이섬유 (g)
고춧가루	319	13.29	8.40	60.62	17.45	37.7	13	12.5	6.3	31.4
개량 고추장	205	3.66	1.38	51.76	22.81	5.2	2486	35.7	0.9	4.3
재래 고추장	178	5.15	2.28	41.12	23.87	8.1	2424	43.7	2.6	5.6
초고추장	211	3.79	1.17	53.78	36.02	2.4	1962	35.5	0.5	1.9

한식의 기본 된장

된장은 어떨까? 결론적으로 된장이 고추장보다는 낫다. 하지만 정도가 덜할 뿐 된장도 살이 전혀 안 찌는 음식은 아니다. 된장과 간장 모두 메주로 만든다. 메주는 노란 콩을 찐 다음 정육각형 모양으로 만들고 볏짚에 일정 시간 발효시킨다. 볏짚 안에 있는 고초균 때문에 꼭 볏짚만 사용해야 한다. 이 메주를 소금물에 발효시킨 것이 된장, 메주를 발효시켰던 소금물이 바로 간장이다.

된장은 콩을 발효시켜 만들기 때문에 고추장만큼은 아니더라도 칼로리가 꽤 높은 편이다. 된장 2, 3큰술이면 50~70kcal 정도가 된다. 하지만 된장은 탄수화물 함량이 25% 이하로 50%를 넘었던 고추장의 절반 정도다. 대신 단백질 함량은 된장이 고추장보다 3배 정도 높고, 나트륨은 2배 정도 많다.

그럼 쌈장은 어떨까? 쌈장은 된장과 고추장을 섞은 것으로 단맛, 짠맛, 고소한 맛 등 다양한 맛이 난다. 고추장뿐만 아니라 물엿 등 다른 첨가물도 넣기 때문이다. 그러므로 쌈장은 된장보다 탄수화물 비율이 40% 정도 높고 칼로리도 더 높다.

청국장은 된장과 아예 다른 식품이다. 청국장은 메주로 만들지 않고 짚 위에 찐 콩을 놓고 발효시켜 만든다. 청국장은 다른 장보다 칼로리가 낮고, 탄수화물 비율도 15% 이하여서 체중 조절에 도움이 된다.

된장 종류	에너지 (kcal)	단백질 (g)	지질 (g)	탄수화물 (g)	총 당류 (g)	총 식이섬유 (g)	나트륨 (mg)	수분 (g)	수용성 식이섬유 (g)	불용성 식이섬유 (g)
개량 된장 찌개용	173	12.50	5.59	18.50	5.40	9.1	4206	52.5	2.0	7.1
보리 된장	164	10.9	2.1	25.3	-	-	-	54.5	-	-
개량 된장	137	11.1	3.7	15.0	-	-	4991	54.7	-	-
일식(미소) 된장	187	11.71	6.03	21.84	5.55	9.8	4616	46.8	0.3	9.5
재래 된장	193	13.73	7.25	18.94	5.45	10.3	4339	47.8	0.4	9.9
쌈장	240	9.88	4.81	39.18	25.71	9.7	2619	38.4	2.0	7.7
청국장	108	10.2	0.8	14.9	-	-	961	70.7	-	-
청국장 가루	411	38.8	16.4	28.8	-	-	2487	4.4	-	-
청국장 찌개용	136	10.93	5.88	10.42	1.55	7.3	3083	64.0	0	7.3

다이어트엔 간장

가장 많이 사용하는 간장은 재래식 간장, 양조간장, 산분해 간장이다. '조선간장'이라고도 불리는 재래식 간장은 거의 순수 콩으로 만들며 메주를 띄워서 우려낸 소금물이다. 양조간장은 콩, 밀, 보리 등에 종국균이라는 균을 띄워서 만든다. 숙성 기간이 조선간장보다 짧아서 가정에서 많이 만들어 먹곤 했다. 마지막은 산분해 간장이다. 식용 염산으로 대두를 분해해서 만드는 간장으로 비린내가 심하며 그 냄새를 줄이기 위해 첨가물을 많이 넣는다. 주로 식당에서 많이 사용한다.

시중에서는 산분해 간장과 양조간장을 혼합해서 파는 경우가 많은데 이를 혼합 간장이라고 한다. 우리가 마트에서 흔히 보는 진간장은 보통 일본식으로 만들어서 왜간장이라고도 한다. 산분해 간장이 첨가물이 많다니 건강에 좋지 않고 다이어트에도 별 도움이 되지 않을 것 같지만 영양성분표를 보면 산분해 간장이 탄수화물과 칼로리가 가장 적다. 단백질을 분해해 만들었기 때문이다. 반면 재래식 간장은 메주를 활용해 재래식으로 만들기 때문에 분해가 덜 되고 탄수화물 함량 또한 더 많다.

물론 다이어트에서는 칼로리와 영양 성분이 중요하지만 건강에 해로운 것을 피하는 것 또한 중요하다. 그러므로 칼로리가 더 낮더라도 첨가물이 많은 산분해 간장보다는 양조간장이나 재래 간장을 추천한다. 양조간장과 재래식 간장 중에서는 칼로리가 상대적으로 낮은 재래 간장이 다이어트에 더 적합하다.

간장 종류	에너지 (kcal)	단백질 (g)	지질 (g)	탄수화물 (g)	총 당류 (g)	총 식이섬유 (g)	나트륨 (mg)	수분 (g)	수용성 식이섬유 (g)	불용성 식이섬유 (g)
개량 간장(양조)	103	9.15	0	16.54	0	0.8	4783	60.1	0.4	0.4
개량 간장 (산분해)	54	7.41	0.19	5.59	2.78	0.9	5476	72.0	0.7	0.1
재래 간장	83	3.72	0.01	16.96	0	0.4	6128	60.0	0.4	0

다이어트 잡학사전 7

•••

야, 너도 외식할 수 있어!

다이어트 중 외식이나 회식을 하게 되면 식단을 조절하기 어렵다. 하지만 외식의 특징을 알고 몇 가지만 지킨다면 부담 없이 외식을 즐길 수 있다. 일단 외식은 평소 집에서 먹는 것보다 과식할 확률이 높고, 자극적인 맛을 추구하다 보니 고탄수화물과 고지방 음식을 주로 먹게 된다. 외식을 할 때에는 다음 세 가지만 지켜보자.

다이어트 중 피해야 할 음식 3

첫째, 튀긴 음식은 먹지 않는다. 기름에 구운 음식도 안 된다. 튀김류, 돈까스, 치킨, 감자튀김, 라면 등이 포함된다. 라면은 면을 튀긴 유탕 처리 식품으로 고지방 중에서도 건강에 좋지 않은 트랜스지방, 포화지방이 가득하다.

둘째, 분식을 피하자. 밀가루, 쌀가루 음식이 여기에 포함된다. 고탄수화물인 이러한 음식은 혈당지수를 높이며 체중을 늘게 한다.

마지막으로 후식과 음료도 먹지 말자. 밥을 먹었으니 후식으로 커피를, 느끼한 음식을 먹은 다음엔 개운하게 콜라를 먹고 싶겠지만 모두 금물이다. 음료는 음식에 비해 살이 덜 찔 거라고 생각하기 쉬운데 음료 대부분은 칼로리가 매우 높다. 카페라테는 한 잔에 200kcal가 넘는다. 밥 2/3 공기를 추가로 먹는 셈이다. 오렌지주스도 한 컵에 100kcal가 넘는다. 후식으로 무언가를 마셔야겠다면 아메리카노, 카모마일 등 칼로리가 거의 없는 음료를 선택하자.

〈외식할 때 지켜야 할 원칙 3〉

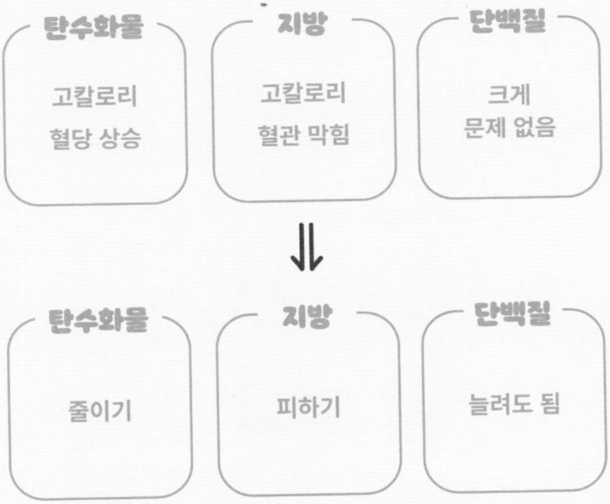

PART 4.

먹으면서
살 빼자

면이 살찔 수밖에 없는 이유

다이어트 중 면 먹는 방법

밥은 끊어도 면은 못 끊겠다는 사람이 많다. 맛 좋고, 부담 없고, 종류도 다양한 면 요리는 남녀노소 모두가 사랑하는 음식이다. 특히 쫄깃한 면발과 얼큰한 국물이 환상적인 조화를 이루는 라면은 단골 야식 메뉴이다. 그러나 먹고 나면 높은 칼로리가 떠올라 참지 못한 스스로를 자책하곤 한다.

다이어트 중에는 먹고 싶은 음식을 먹지 못하는 것이 가장 큰 고통이다. 평소 면 음식을 좋아했다면 참는 데에도 한계가 있다. 어느 순간 참았던 식욕이 폭발해 폭식하는 바람에 다이어트는 물론 건강까지 망칠 수 있다. 그럼 살이 잘 찌지 않는 면 요리는 없을까? 우선 면 요리의 특성에 대해 알아보자.

면의 종류와 특징

면을 만드는 방법

면은 만드는 방법에 따라 납면, 압면, 절면, 소면 등으로 나뉜다. 납면은 국수 반죽을 양쪽으로 당기고 늘려 여러 가닥으로 만드는 국수로 중국의 중화면, 일본의 라면이 대표적이다. 밀가루 반죽에 알칼리성 물질을 넣어주면 글리아딘의 점성이 증가하여 면이 잘 늘어난다.

압면은 구멍이 뚫린 틀에 반죽을 넣어 국수를 밀어내고 끓는 물에 삶아서 만드는 국수다. 끈기가 적은 메밀이나 쌀, 옥수수를 이용한 국수에 주로 사용되며 삶는 과정에서 호화에 의해 점성이 생긴다. 우리나라의 냉면, 중국의 당면, 이탈리아의 파스타가 대표적이다.

절면은 손으로 만든 반죽을 밀대로 밀어 만든 얇은 반죽을 칼로 썰어 만드는 국수다. 우리나라의 칼국수, 일본의 우동, 소바가 대표적이다. 소면은 반죽을 길게 늘려 막대기에 면을 감은 후 가늘게 만든 국수로 우리나라와 일본의 소면, 중국의 선면이 이에 해당한다.

건조와 조리 방법

면은 건조 정도에 따라 생면, 건면, 숙면으로 구분한다. 성형 후 바로 포장하거나 표면만 건조시킨 것을 생면, 수분이 15% 이하가 되게 건조한 것을 건면이라고 한다. 우리나라 소면이나 파스타가 건면에 속한다. 익혀 포장한 면은 숙면이라고 한다.

또 국수는 조리 방법에 따라 제물국수와 건진국수로 나눈다. 제물국수는 국수 삶은 물과 함께 먹는 국수로 삶을 때 나온 전분이 국물에 그대로 있기 때문에 걸쭉한 것이 특징이며, 칼국수가 대표적이다. 건진국수는 국수를 삶은 후 찬물에 국수를 헹궈낸 국수로 제물국수에 비해 면발이 쫄깃하다. 씻는 과정에서 국수 표면의 전분 점성이 제거되고 풀처럼 끈적거리는 현상(호화)이 억제되기 때문이다. 냉면, 비빔면, 온면, 콩국수 등이 해당된다.

면 요리의 특징

탄수화물과 당질 함량이 높다

밀가루를 만드는 밀은 탄수화물이 70%, 단백질이 8~12%, 지방은 소량 들어 있다. 칼로리가 높아 주식으로는 좋지만 필수아미노산 중 리신의 함량이 부족해 쌀보다 영양가가 떨어진다. 다양한 면 중에서도 쫄깃한 면발에 비교적 살이 덜 찔 것 같은 당면의 성분을 한번 살펴보자. 당면 100g 중 당질, 즉 설탕이 88.75g 함유되어 있다. 굉장히 높은 함량이다. 밥은 100g 중 35g이 당질로 약 30%인데 반해 당면은 90%에 가깝다. 탄수화물 비율도 비교해보면 소면은 100g에 75% 정도가 탄수화물인데 반해 밥은 당질과 탄수화물을 합쳐 3분의 1 정도다. 면은 삶기 전인 건조된 상태, 밥은 조리를 한 것임에도 당질과 탄수화물의 차이가 크다. 면이 밥에 비해 고탄수화물 음식임을 알 수 있다.

면은 고탄수화물 고당질 식품이다. 주재료인 밀가루가 정제 식품이기 때문이다. 통밀이나 다른 곡식을 부드러운 가루로 만들어 면으로 반죽하는 과정에서 고탄수화물 고당질로 바뀌는데 이 정제 탄수화물은 섭취 즉시 포도당으로 변한다.

식품명	에너지 (kcal)	단백질 (g)	지질 (g)	탄수화물 (g)	당류 (g)	혈당지수 (GI)
당면	358	0.08	0.07	88.75	0	96
메밀국수	372	13.58	1.27	74.41	2.77	
쌀국수	340	9.1	1.5	72.6	-	
소면	370	10.36	1.27	74.86	1.93	80
중면	366	10.40	1.21	73.94	3.21	
쫄면	348	9.16	1.08	71.29	4.50	
반건조 칼국수	281	6.4	1.4	57.5	-	
말린 라면	445	8.23	14.28	69.05	0	73

파스타 스파게티	365	11.78	1.28	76.64	1.39	
멥쌀밥, 백미	152	3.0	0.1	33.2	0.2	85
도토리묵	44	0.2	0.2	10.2	-	
곤약	6	0.2	미량	3.0	0	
우뭇가사리	2	0.1	0	0.18	0	

혈당지수가 높다

혈당지수는 음식이 우리 몸에 들어왔을 때 인슐린 분비를 얼마나 촉진시키는지를 나타낸다. 인슐린은 지방 저장을 촉진하므로 혈당지수가 높을수록 살이 더 잘 찌게 된다. 100점 만점으로 숫자가 높을수록 좋지 않으며 70점을 넘으면 혈당지수가 높다고 본다. 달콤함의 대명사인 초콜릿은 혈당지수가 90 정도인데 당면은 96, 소면은 80이다.

많이 먹게 된다

임상의 경험에서 보면 면 요리는 다른 음식에 비해 더 많이 먹게 된다. 맛도 있고 '후루룩' 하는 소리와 더불어 술술 잘 들어가고 또 식감이 좋아 질리지 않기 때문이다. 면 요리가 전 세계적으로 사랑받고, 지역에 따라 특색 있는 면 요리가 발달한 이유다. 또한 면 요리는 고탄수화물이라 한 그릇을 먹으면 포만감이 매우 커 많은 사람들이 소울 푸드로 면을 꼽는다.

국물과 고명

면 요리에 빠지지 않는 것이 바로 국물과 고명, 양념이다. 면 요리라 하면 그저 면 때문에 살이 찐다고 생각하지만 각종 채소, 고기, 해산물 등 다른 건더기도 살을 찌우는 요인이다. 고명은 양질의 단백질 함유량이 높고 지방은 적은 재료가 좋고, 고명을 볶을 때는 가급적 올리브오일을 사용하거나 아예 사용하지 않는 방법이 좋다.

다이어트에 좋은 고명	다이어트에 나쁜 고명
• 닭가슴살, 새우, 해산물 등 양질의 단백질 • 채소, 해조류 등 저칼로리 위주	• 돼지 비계 등 지방이 많은 고기 • 고기, 치즈 등 고칼로리 위주

국물이나 양념 때문에 체중이 늘어날 수도 있다. 비빔국수를 예로 들어보자. 비빔국수에 고추장을 많이 넣을수록 맛이 좋고 매운맛도 강해지기 때문에 비빔국수 한 그릇에는 고추장이 몇 숟가락씩이나 들어간다. 그런데 고추장 100g 중 54g이 탄수화물, 당류는 36g이다. 체중 증가의 주범인 탄수화물과 당류, 즉 설탕 함량이 전체의 90%에 달하는 것이다.

고추장 100g	칼로리 (kcal)	탄수화물 (g)	단백질 (g)	지방 (g)	당류 (g)	나트륨 (mg)
	155	5.78	3.79	1.17	36.02	1,962

이번에는 중식을 살펴보자. 짜장과 짬뽕은 각종 재료를 기름에 볶아 만들기 때문에 생각보다 더욱 칼로리가 높은 음식이다. 그러므로 다이어트 중 면을 먹는다면 탄수화물이 얼마나 들어가 있는지, 조리 과정에서 기름을 얼마나 쓰는지, 그 기름이 불포화지방산인지 아닌지 등을 체크할 필요가 있다.

소화가 잘 되지 않는 저항전분

전분은 크게 소화가 잘 되는 가소화전분과 섬유질처럼 소화가 잘 되지 않는 저항전분으로 나뉜다. 파스타나 국수는 가소화전분이 많이 포함되어 있어서 살이 잘 찐다. 그런데 이 음식들을 가열했다가 냉장고에서 차갑게 식히면 가소화전분이 저항전분으로 변한다. 저항전분은 쉽게 말해 일종의 섬유질로 먹어도 살이 잘 찌지 않는다.

다이어트 중에 면 요리를 먹고 싶다면 삶은 국수를 바로 냉장고에 넣은 다음 24시간 정도 식혔다가 먹어보자. 저항전분이 생긴 면은 냉장고에서 꺼내 전자레인지로 데워 먹거나, 냉동실에 넣어 얼렸다가 데워 먹어도 저항전분이 그대로 유지된다. 하지만 저항전분만 믿고 과식하는 것은 금물이다. 저항전분이 어느 정도 도움이 될 수는 있지만 먹은 것을 0칼로리로 만들어주지는 않기 때문이다.

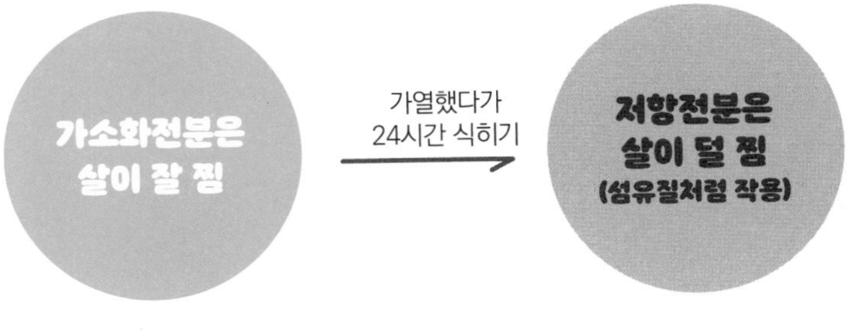

다이어트 중 면 요리가 먹고 싶다면

먼저 묵 < 파스타 < 메밀국수 < 밀가루 < 전분 < 라면 순서로 살이 찐다는 점을 기억하자. 고명은 채소, 해조류 등을 메인으로 하고 그중에서도 지방이 적은 양질의 고단백질(닭가슴살, 조개, 새우 등) 위주라야

좋다. 양념이나 국물은 탄수화물이 적고 기름은 쓰지 않는 국수가 좋다. 만약 기름을 쓴다면 올리브유 등 불포화지방산을 사용한 음식을 추천한다. 아래 표에서 어떤 요리가 다이어트에 좋은지 살펴보자. 어떤 면, 고명, 양념, 국물 등을 사용하는지 알고 나면 이해가 더욱 쉬워진다.

구분	종류	면	고명	양념과 국물
다이어트에 좋지 않은 면 요리	**라자냐**	파스타	치즈, 고기	토마토소스
	라면	유탕면	치즈, 고기	인공 감미료
	짜장면	밀가루	고기	춘장
다이어트에 좋은 면 요리	**봉골레**	파스타	조개	올리브유
	알리오올리오	파스타	마늘, 고추	올리브유
	곤약 비빔국수	곤약	채소	스리라차소스
	메밀국수	메밀면	무, 파	육수

다이어트 잡학사전 8

다이어트 면 요리 순위

면 요리가 다른 음식에 비해 살이 쉽게 찌는 것은 사실이지만 면 종류에 따라 차이가 있다. 다이어트 측면에서 좋은 면 요리와 나쁜 면 요리 순위를 매겨보자. 다이어트 중에 가장 피해야 하는 면 요리가 6위, 부담 없이 즐겨도 되는 면 요리가 1위다.

6위 라면(유탕처리면)

밀가루 국수와 거의 비슷하나 면을 기름에 튀긴 것이다. 우리가 흔히 보고 먹는 봉지 라면들이 유탕 처리 제품이다. 기름에 튀긴 데다가 혈당지수도 아주 높아 다이어트 시 가장 피해야 할 면 요리다.

5위 전분(녹말)

고구마, 감자 등 전분으로 만들었으며 가장 대표적인 것이 당면이다. 그 외에도 함흥식 냉면 등이 있다. 전분으로 만든 면은 당질 함량과 혈당지수가 높고 칼로리도 높은 편이다. 시중에 파는 컵누들 제품도 당면으로 만들어졌지만 살이 덜 찌는 이유는 양이 굉장히 적기 때문이다.

4위 밀가루(분식)

국수 하면 흔히들 소면만 떠올리곤 하는데, 밀가루로 만든 모든 면은 국수다. 소면, 중면, 우동, 수제비, 쫄면 등이 모두 포함된다. 사실 떡볶이도 면 요리라고 볼 수 있다. 밀가루를 만드는 과정에서 정제되었기 때문에 탄수화물 함량과 혈당지수가 높은 면 요리다.

3위 메밀면

메밀 국수에는 메밀만 들어갈 것 같지만 메밀가루만 넣으면 찰기가 없어 밀가루를 같이 넣는다. 순수 밀가루 국수보다는 혈당지수가 약간 낮은 편이다.

2위 파스타

파스타는 보통 밀가루로 만들 거라고 생각하지만 우리나라에서 쓰는 소면 밀가루와는 다른 밀을 사용한다. 듀럼밀이라는 품종을 일정 부분 도정하고 세몰리나라는 밀가루를 넣기 때문에 일반 밀가루보다 혈당지수가 낮다. 세몰리나는 정제가 덜 되어서 만졌을 때 일반 밀가루보다 입자가 크고 거칠다.

1위 묵

묵은 가루를 뭉쳐서 만든 것으로 우뭇가사리, 곤약, 도토리묵 등이 포함된다. 대부분 소화가 잘 되지 않는 탄수화물로 이루어져 있어 칼로리와 혈당지수가 낮다. 다만 영양소가 많지 않아 주식으로 먹을 경우 다른 음식으로 영양소를 보충해야 한다.

과일도 잘못 먹으면 살찐다

올바른 과일 섭취 방법

과일은 사람들이 건강한 음식으로 여기곤 한다. 대부분의 사람들이 평소 과일을 일부러 챙겨 먹고 지속적으로 섭취하려고 노력한다. 그런데 과일이 무조건 이로운 것만은 아니다. 과일 속에 풍부한 비타민, 항산화영양소, 식이섬유 등은 건강에 도움이 되지만 잘못 먹거나 과다 섭취할 경우 비만의 원인이 될 수 있기 때문이다.

다이어트를 시작하며 과일로만 한 끼를 먹는 경우가 있는데 이는 매우 좋지 않은 방법이다. 단백질과 지방 등을 섭취하지 않고 과일만 먹을 경우 단순당이 증가해 오히려 몸을 망칠 수도 있다. 다이어트 중에 먹는 과일의 종류와 양, 섭취 방법이 매우 중요하다.

과일의 특징

과일의 단맛은 과당에서 비롯된다. 당 분자가 1, 2개로 구성되어 있어 소화와 흡수가 빠른 단순당을 함유하고 있는 것이다. 과자, 음료수, 사탕 등의 성분표를 보면 나오는 액상과당, 과당 등과 비슷하다. 포도당은 근육이나 다른 곳에 사용되지만 과당은 간에서 바로 지방으로 저장된다. 많은 양의 단순당이 체내에 흡수될 경우 혈당이 급상승하고 췌장에서 인슐린 분비를 자극해 체내 지방 합성을 촉진, 혈중 지질과 체지방을 증가시킨다. 또 과일의 과당은 포도당보다 흡수 속도가 빨라 과다 섭취 시 지방으로 축적이 잘 된다.

쌀 100g에 탄수화물 함량이 28g 정도인데 사과의 경우 탄수화물이 12g 정도다. 과일로 살이 찔 수는 있지만 살이 찔 정도로 많이 먹기는 어렵다는 뜻이다. 과일에는 과당 말고도 섬유질, 수분, 미네랄, 비타민 등 필수 영양소가 포함되어 있으므로 다이어트 식단에 적절하게 넣어야 한다. 다만 다른 음식은 먹지 않고 과일만 먹거나, 또 간식으로 과일을 지나치게 많이 먹는 것은 피해야 한다.

피해야 할 과일과 섭취 방법

과일주스를 피하자

과일을 주스로 섭취하는 것은 좋지 않은 방법이다. 과일은 대부분 가공 후 맛이 떨어지기 때문에 과당, 설탕 등 첨가물을 넣어 주스나 통조림을 만든다. 그 때문에 같은 양을 섭취해도 생과일보다 열량이 높고 단순당을 더 많이 섭취하게 된다.

특히 과일주스는 식이섬유가 거의 없고 비타민 손실도 많아 과일만큼의 영양가도 없다. 가정에서 생과일을 갈아 액체 형태로 먹을 경우 양 조절을 하지 못해 생과일보다 많이 먹게 될 가능성이 크다. 대한소아과학회는 과일주스를 소아 비만의 주요 원인으로 꼽기도 한다. 굳이 과일주스를 마셔야 한다면 100% 생과일로 만든 주스를 100ml 정도 소량 섭취하는 것이 좋다.

당분이 많은 과일은 피하자

과일도 종류에 따라 당분 함량 차이가 크다. 망고는 섬유질과 다양한 영양소가 풍부하지만 한 개에 무려 45g의 당분이 들어 있다. 껍질부터 씨까지 버릴 것 없는 여름 과일 포도는 한 컵 분량에 23g의 설탕이 들어 있다. 빨간 석류도 한 컵에 담았을 때 당분 함량이 23.8g이나 된다. 체리는 한 컵당 18g, 중간 크기의 수박에는 17g의 당분이 들어 있다. 식이섬유 함량이 높아 다이어터들이 즐겨 찾는 바나나에도 약 18.3g의 당분이 들어 있다.

말린 과일은 조금만 먹자

시중에서 판매하는 말린 과일은 간편하게 먹기 좋아 건강을 위해 사 먹는 경우가 많다. 하지만 말린 과일은 주로 단 과일을 사용하고 거기에 설탕을 추가로 첨가해 만든다. 또한 과일을 말리면서 수분이 빠지고 부피는 줄어들지만 그만큼 열량과 당질 함량이 높아지기 때문에 체중 감량에는 도움이 되지 않는다. 방부제인 아황산염sulfite은 물론이고, 밝은색 과일의 경우 타르 색소를 다량 넣기 때문에 건강에도 해로울 수 있다. 또 말린 과일은 생과일에 비해 과잉 섭취를 하는 경우가 많아 주의가 필요하다. 가급적 먹지 말고 양을 철저하게 조절해 먹어야 한다.

다이어트에 좋은 과일과 섭취 방법

과일은 생과일로

과일은 생과일 그대로 먹는 것이 가장 좋다. 껍질째 먹을 수 있는 과일은 통째로 먹자. 꼭꼭 씹어 먹어야 혈당이 천천히 올라가고 살도 덜 찐다. 또 과일에 함유된 섬유소의 장점을 살릴 수 있기 때문에 배변 활동에도 도움이 된다. 100g당 열량을 보면 수박은 24kcal, 참외는 26kcal, 토마토는 14kcal 정도다. 포도는 56kcal로 높은 편이다. 이왕이면 수분이 많고 칼로리는 낮은 과일을 먹는 편이 다이어트에 좋다.

제철 과일을 먹자

여름 제철 과일에는 비타민 C와 각종 미네랄, 효소 성분이 풍부하다. 과일 영양소는 몸의 신진대사를 원활하게 해 몸 속 독소 배출을 돕는 역할을 한다. 수박과 포도는 해독과 해열 작용을 해주고, 아스파라긴산을 많이 함유한 복숭아는 숙취 해소에 도움을 준다.

땀을 많이 흘려 몸 속 수분이 빠르게 빠져나가는 여름에는 과일만 잘 먹어도 보약이 된다. 특히 여름 제철 과일은 수분을 보충해주어 갈증을 해소하고 열을 내려주기도 한다. 수박, 참외, 포도, 토마토 등에는 100g당 84~95g의 수분이 함유되어 있어 더위에 제격이다.

적당한 섭취가 중요

과일의 과당은 체내에 섭취되면 바로 지방으로 전환되기 때문에 당도가 높은 과일은 적당량을 섭취해야 한다. 개수로 따지면 1개, 포도나 딸기처럼 컵에 들어가는 경우 종이컵 1개 정도로 계산해 먹는 것이 좋다. 바나나는 칼로리와 탄수화물 함량이 높아 살이 찌기 쉽지만 식사 대용으로 좋다. 영양소가 많고 GI도 의외로 낮기 때문이다.

수박은 GI가 높아 주의할 필요가 있지만 수분 함량이 워낙 높아 실제로 많이 먹기는 어렵다. 블루베리나 딸기는 영양소가 많은데 칼로리는 의외로 낮고 우리 몸의 염증도까지 낮춰주는 과일이다. 키위는 섬유질이 굉장히 많으며 칼로리와 GI도 낮아서 다이어트에 좋다. 오렌지는 섬유질이 많고 포만감도 많이 채워주는 과일이지만 주스로는 섭취하지 말자. 포도는 적포도가 다른 종류의 포도에 비해 칼로리가 높은 편이지만 큰 차이는 아니므로 취향에 따라 먹도록 하자. 과일은 섬유질이 많을수록 포만감이 크고 가짜 식욕을 줄여주며 식욕 조절과 변비에 도움이 된다. 사람들이 주로 많이 먹는 과일들의 성분을 살펴보자. 자신이 자주 먹는 과일들로 성분표를 만들어서 분석해보는 것도 좋다.

구분	100g 당 칼로리 (kcal)	100g 당 섬유질 (g)	100g 당 탄수화물 (g)	100g 당 단백질 (g)	100g당 지방 (g)	주요 영양소	기타
사과	49.05	1.97	11.83	0.35	0.1		• 포만감 큼. • 아침에 먹으면 잠 깸.
바나나	95	4.2	20.9	1.2	0.3	비타민 A, 비타민 B6, 비타민 C, 칼륨, 마그네슘, 망간	• 항산화물질 풍부. • GI 중하.
수박	30	0.4	7	0.4	0.3	비타민 C, 칼륨, 베타카로틴, 라이코펜	• GI 높음. • 수분 많음.
블루베리	57	0.7	9.5	0.7	0.1	비타민 C, 비타민 K, 망간,	• 콜레스테롤, 혈압, 염증 낮춰줌.
딸기	2	1.36	5.99	0.8	0.1	비타민 C, 망간	• 콜레스테롤, 혈압, 염증 낮춰줌.
키위	49	1.9	2.9	0.9	0.3	비타민 C, 비타민 E, 엽산,	• GI 낮음.
오렌지	37.4	1.7	8.5	1.1	0.06	비타민 C	• 포만감 큼. • 주스로 섭취 절대 금지.
청포도	61.5	0.7	15.2	0.4	0.1		
적포도	65.1	0.6	15.8	0.4	0.1		

다이어트 중 빵을 먹어도 될까?

나에게 맞는 다이어트 빵

빵을 포기하느니 다이어트를 포기하겠다는 사람들이 있다. 수많은 빵순이, 빵돌이들이 다이어트 중 빵의 유혹을 참기란 거의 불가능에 가깝다. 그런데 맛도 좋고 몸에도 좋은 다이어트 빵이 있다. 키토빵, 프로틴빵, 비건빵, 노no밀가루빵, 글루텐프리빵, 저칼로리빵, 무염빵, 저염빵, 무지방빵, 저지방빵, 저탄수빵 등 종류도 다양하다. 빵의 원리만 알면 진짜 다이어트에 필요한 빵이 무엇인지 아는 것은 어렵지 않다. 자신의 다이어트에 맞는 빵은 무엇일지 알아보자.

빵의 특징

빵이 살찌는 이유

빵의 재료를 보면 살찌는 이유를 알 수 있다. 빵은 밀가루와 설탕의 고탄수화물과 우유와 계란, 버터의 고지방으로 만든다. 여기에 이스트(효모)와 물, 소금이 들어간다. 다이어트를 하려면 탄수화물이나 지방을 줄여야 한다. 다이어트 빵은 이 둘 중 하나를 넣지 않거나 최소한으로 줄여 만드는 것이 핵심이다. 그중에서도 밀가루를 넣느냐 마느냐에 따라 나눌 수 있다.

다이어트 빵의 종류와 특징

구분	YES 밀가루	NO 밀가루
밀가루	• 밀가루, 이스트, 물로 만듬.	• 밀가루 대신 아몬드가루, 코코넛가루 등으로 대체.
밀가루 외 재료	• 우유, 계란, 버터 등 지질 배제.	• 우유, 계란, 버터 등 지질은 들어감.
설탕	• 아예 빼거나 극소량만 사용.	• 에리스리톨 등 인공감미료로 대체(설사나 기타 소화기 문제 주의).
특징	• 유럽 등에서 주식으로 먹는 빵. • 감자, 고구마처럼 밥 대신 활용.	• 키토제닉이나 저탄수 다이어터는 자유롭게 활용 가능. • 일반 다이어터는 빵을 끊기 어려운 사람만 적당량을 섭취.

구분	종류	특징
YES 밀가루	바게트, 깜빠뉴, 베이글, 치아바타 등	• 원래 재료가 밀가루, 물, 이스트만 들어간 빵.
	무지방빵, 저지방빵	• 지방을 일절 사용하지 않거나 최대한으로 줄인 빵.
	NO 버터, NO 우유, NO 계란	• 지방이 들어간 대표적인 빵. • 다른 지방이 포함되어 있을 수 있으니 주의.
	비건빵	• 동물성 재료인 우유, 버터, 계란 등을 일절 넣지 않고 글루텐프리를 위해 밀가루도 쓰지 않는 빵. • 식물성 지방이 다량 함유될 수도 있으니 주의.

	통밀빵, 현미빵	• 일반 밀가루보다 통밀이 좋고 쌀빵보다는 현미빵이 좋음. • 지방이 있는지 없는지 확인 필요.
NO 밀가루	키토빵, 저탄수빵	• 탄수화물을 최대한으로 줄인 빵.
	글루텐프리빵	• 밀가루를 쓰지 않은 빵을 글루텐프리라고 부름. • 쌀 등은 탄수화물이 많으니 성분 확인 필요.
	무설탕빵, 무가당빵	• 설탕 대신 인공감미료를 쓰거나 감미료를 아예 쓰지 않는 빵. • 보통은 탄수화물을 줄이기 위해 밀가루를 넣지 않지만 아닌 경우도 있음.

어떤 빵을 먹을까?

글루텐프리빵과 쌀빵

글루텐이란 밀, 보리, 귀리 등에 함유된 물에 녹지 않는 불용성 단백질이다. 이는 찰기를 만들어주는 성분이므로 밀가루에 글루텐이 없다면 빵이 만들어지기 어렵다. 빵을 만들 때 효모를 넣어 발효시키면 이산화탄소가 발생하는데, 글루텐을 구성하는 글리아딘과 글루테닌 단백질은 밀가루 반죽의 구조와 질감을 형성하는 데 기여한다.

글루텐이 단기적으로 살을 찌게 하지는 않지만 장기적으로는 불확실한 면이 있다. 체중 감량이나 건강 측면으로 본다면 글루텐프리가 다이어트 빵을 고를 때 크게 중요하지는 않다. 글루텐이 많은 밀가루 음식을 먹으면 속이 불편하고 소화가 잘 안되는 사람들을 위한 대체 식품 정도라고 생각하는 것이 좋다. 글루텐이 맞지 않다면 쌀빵을 추천한다.

다이어트와 크게 상관없는 빵

종류	특징
글루텐프리빵	• 글루텐은 밀가루의 찰기를 만드는 성분이며 밀이나 그 아종에만 존재. • 글루텐이 단기적으로 살찌게 하지는 않음. • 체중 감량 측면에서 중요하거나 매우 효과적인 식품은 아님.
쌀빵	• 체중 감량 측면에서 밀가루빵과 크게 다르지 않음. • 밀가루 알레르기나 불내성이 있는 사람을 위한 빵이며 체중 감량을 위해 생긴 빵이 아님. • 글루텐이 없어 생지 형성이 안되므로 간혹 밀가루를 섞는 경우도 있으므로 체크 필요.
저염빵	• 염분이 있다고 해서 살찌지 않음. • 지나친 저염, 무염은 오히려 해가 될 수 있음.
자연 발효빵	• 건강에 더 좋을지는 모르나 다이어트와는 크게 상관없음.

다이어트 빵 맛 비교

다이어트 빵이라고 해도 가장 중요한 건 역시나 맛이다. 다이어트에 도움이 되더라도 맛이 없으면 결국은 살찌는 빵을 찾게 될 확률이 높다. YES 밀가루 빵으로 파리바게트에서 판매하는 바게트의 영양성분표를 보면 100g당 55kcal로 그리 높지 않은 칼로리다. 단백질 양을 토대로 탄수화물을 계산해보면 12g으로 이 또한 낮은 편이다.

다음은 제로베이커리의 NO 밀가루 빵의 영양성분표를 보자. 칼로리가 높고 지질도 많은 편이다. 그래서 키토제닉이나 저탄수화물 다이어터에게는 좋지만 일반 다이어터라면 적당량만 섭취하는 것이 좋다. 탄수화물이 아예 들어 있지 않은 것이 아니라 앙버터의 경우 30g까지 들어간다. '그럼 저탄수화물이 아니잖아?'라고 생각할 수 있다. 탄수화물 중에 식이섬유는 소화가 잘 되지 않는 좋은 탄수화물이므로 빼고, 인공 감미료인 당알코올은 칼로리가 없고 혈당 상승도 크게 없으니 뺀다. 그 다음 남는 모든 것이 소위 순탄수화물로 풀어서 말하면 가소화당질, 즉 소화가 가능하고 지방으로 전환되는 당질로 살찌는 당질이다.

파리바게뜨의 카스텔라와 제로베이커리 카스텔라를 비교해보자. 파리바게뜨 카스텔라는 탄수화물이 65g, 제로베이커리 카스텔라는 탄수화물 중 흡수되는 것이 6g이다. 1/10 정도 차이 나기 때문에 저탄수화물빵이라고 부른다.

식품명 *100g 기준	에너지 (kcal)	단백질 (g)	지질 (g)	탄수화물 (g)	총 당류 (g)	총 식이섬유 (g)	당 알코올 (g)	순 탄수화물 (g)	나트륨 (mg)	총 포화 (g)
파리바게뜨 바게뜨	55	1.9	0	12	0	0	0	0	106	0
파리바게뜨 스콘	365.75	6.65	0	61	7.98	0	0	0	199.5	10.64
파리바게뜨 카스테라	319	7.5	0	65	26.25	0	0	0	100	3.5
파리바게뜨 앙버터스콘	392	5	0	59	10	0	0	0	454	15
제로베이커리 스콘	352	11.2	28.8	20.8	1.6	4.8	6.4	9.6	300.8	6.4
제로베이커리 카스텔라	478	17	42	23	2	4	14	6	169	12
제로베이커리 앙버터	458.64	10.53	39.78	29.25	2.34	5.85	11.7	5.85	221.13	16.38

나에게 맞는 다이어트 빵

저탄수화물빵이라고 해도 탄수화물이 아예 없는 게 아니므로 일반 다이어터라면 적당량만 먹어야 한다. 그리고 공통 전제로 빵 외에 잼, 버터, 토핑 등 부재료는 반드시 제외해야 한다.

다이어터 유형	특징
키토제닉, 저탄수 다이어터	• NO 밀가루빵만 가능. • 키토빵, 저탄수빵. • 글루텐프리빵, 무설탕빵은 탄수화물 함량을 꼭 확인할 것. • 인공감미료를 지나치게 섭취하지 않도록 주의.
일반 다이어터	• YES 밀가루빵으로 밥 대체. • NO 밀가루빵은 적당량(소량)만 섭취. • NO 버터, NO 우유, NO 계란, 비건 빵은 지방 함량을 꼭 확인할 것. • 통밀이나 현미빵이 더 좋음.
공통 전제	• 다이어트 빵만 해당. • 빵에 바르는 각종 잼, 버터 및 필링, 토핑 등 부재료 섭취 금지.

다이어트 잡학사전 9

시리얼의 비밀

시리얼은 한 끼 식사에 필요한 영양소가 골고루 포함되어 건강식으로 생각하는 경우가 많다. 마치 저열량 식품인 것처럼 광고해서 다이어트에 관심 많은 젊은 여성들에게 인기를 얻고 있기도 하다. 하지만 시리얼의 당과 나트륨, 지방 함량은 기준치보다 높다. 콜라의 당이 100g당 9g이지만 콘푸로스트 시리얼 100g당 당이 40g 정도다. 특히 어린이용 시리얼은 당분과 나트륨 성분이 과다 함유되어 충치나 비만을 발생시킬 확률이 높다.

시리얼 먹기 전 알아둘 점

칼로리와 혈당지수가 높다

시리얼은 탄수화물 위주 음식이라 혈당지수가 높다. 혈당지수가 높은 음식을 먹으면 혈당이 빠르게 오르기 때문에 인슐린이 많이 분비되고 체중도 더욱 많이 늘게 된다. 미국 당뇨병학회에 따르면 대부분의 시리얼은 혈당지수가 70 이상으로 라면과 비슷한 수준으로 높다.

칼로리도 생각보다 높다. 흰쌀밥은 100g에 150kcal 정도인데 시리얼 대부분이 100g에 400kcal로 쌀밥의 2배가 넘는다. 다이어트용으로 가장 널리 알려진 켈로그 스페셜K의 칼로리도 일반 시리얼과 큰 차이가 없다.

1회 제공량의 함정

시리얼은 한 번에 얼마나 먹어야 할까? 보통 우리가 시리얼을 먹을 때 사용하는 국그릇에 시리얼을 가득 담으면 100g이 넘는다. 하지만 콘푸로스트에서 권장하는 1회 제공량은 30g에 불과하다. 1회 제공량을 지켜 먹는 사람은 거의 없다. 건강식이라는 인식 때문에 많이 먹어도 된다고 여기는 이들이 많고, 일단 먹기 시작하면 시리얼을 자꾸 추가해 먹어서 1회 제공량의 3, 4배는 훌쩍 넘게 된다.

시리얼의 친구, 우유

시리얼을 먹을 때면 우유도 꼭 함께 먹곤 한다. 시리얼 그릇에 우유를 담으면 보통 200ml 정도 들어가는데 우유의 칼로리, 탄수화물, 지방을 미처 계산하지 못하는 게 문제다. 우유 200ml면 130kcal이다. 여기에 국그릇에 담긴 시리얼 100g을 함께 먹으면 520kcal에 탄수화물 100g, 당은 48g 정도 섭취하게 된다. 같은 무게로 밥을 먹었다면 450kcal에 탄수화물 90g 정도로 오히려 살이 덜 찌는 셈이다.

구분	특징
시리얼의 문제점	• 설탕이 많이 들어 있다. • 칼로리가 생각보다 높다. • 예상보다 많이 먹게 된다. • 1회 제공량보다 많이 먹게 된다. • 함께 먹는 우유의 열량을 간과한다.
다이어트 시 시리얼 섭취 방법	• 당류(설탕) 량이 적은 것으로 먹는다. • 프로틴볼 또는 오트밀을 먹는다. • 밥 대신 먹고, 간식으로 먹을 때는 1회 제공량의 반만 먹는다. • 그릇에 가득 담지 말고 1회 제공량을 정확히 측정해서 먹는다. • 저지방우유와 먹는다.

살찌지 않게
소스 먹는 방법이 있다?

케첩, 머스터드, 마요네즈 섭취법

소스계의 3대장으로 꼽는 케첩, 머스터드, 마요네즈. 이 소스들은 정말 많은 음식에서 사용되고 또 어떤 음식에든 뿌려 먹을 수 있기 때문에 정말 친숙하다. 최근에는 다이어트 식단에 따라 당류 함유량을 낮춘 소스들도 많다. 특히 케첩은 햄버거, 피자, 핫도그, 감자튀김 등 칼로리가 높은 음식을 먹을 때 빠지지 않는다. 과연 케첩을 다이어트 때 먹어도 될까? 소스별로 어떤 특징을 갖고 있고 다이어트 중에는 어떻게 먹어야 하는지 알아보자.

소스 3대장에 대해 알아보자

새콤달콤한 케첩

케첩은 과일, 채소를 끓여 걸러낸 것에 설탕, 소금, 향신료, 식초 따위를 섞어서 조린 소스다. 보통 케첩하면 토마토로 만든 것을 생각하지만 본래 케첩은 맛이 진한 생선 발효 소스였다. 중국으로부터 네덜란드와 영국 선원들에 의해 전해졌고 당시 흔한 식재료를 사용했는데 그중 대표적인 것이 토마토였다.

같은 양(g)으로 따졌을 때 케첩은 고추장보다 칼로리와 탄수화물 함량이 낮다. '하인즈 토마토 케찹'의 영양성분표를 보면 고추장 칼로리의 반 정도다. 탄수화물 함량도 2/3, 당류의 양은 고추장과 비슷하다.

나트륨도 고추장이 2.5배 정도 많다.

그러나 케첩엔 한 가지 함정이 있다. 고추장은 맵고 짜서 한 번에 먹는 양이 적은 반면, 케첩은 달콤하면서도 새콤한 맛 덕분에 한 번에 먹는 양이 많다. 보통 패스트푸드 음식점에서 주는 작은 케첩 한 봉지는 10g로 12kcal 정도다. 그런데 감자튀김 하나를 먹으며 케첩을 3봉지 먹는다면 설탕 7.5g, 35kcal를 섭취하게 되는 것이다. 양을 가늠하지 않고 계속 먹게 되는 것이 케첩의 무서운 점이다.

그렇다면 맛있는 케첩을 포기해야 할까? 끊을 수 없다면 '하인즈 리듀스드 슈가 케찹'을 추천한다. 합성감미료인 수크랄로스를 사용해서 칼로리와 탄수화물은 일반 케첩의 1/5, 당류는 1/4분 수준이다. 대신 나트륨은 일반 케첩보다 30% 정도 많다. 나트륨이 걱정된다면 '오뚜기 칼로리를 줄인 케찹'을 선택하자. 일반 케첩보다 칼로리, 탄수화물, 당류는 2/3로 줄였고 나트륨은 딱 반만 들어간다.

나트륨 섭취를 많이 줄이고 싶다면 '오뚜기 칼로리를 줄인 케찹', 그냥 다이어트에만 집중하고 싶다면 '하인즈 리듀스드 슈가 케찹'을 선택해보자. 다만 언제나 케첩의 과다 섭취를 조심해야 한다.

식품명	에너지 (kcal)	지질 (g)	탄수화물 (g)	총 당류 (g)	나트륨 (mg)
개량 고추장	205	1.38	51.76	22.81	2486
하인즈 토마토 케찹	118		29.00	24.00	941
하인즈 리듀스드 슈가 케찹	24		6.0	6	1250
하인즈 노솔트 케찹	118		29.0	24	29
오뚜기 칼로리를 줄인 케찹	80		18.0	17.00	600

톡 쏘는 매력의 머스터드

머스터드는 겨자의 열매나 씨로 만들어 매운맛이 나는 소스로 후추, 간장, 마늘, 올리브유, 적포도주, 소금을 섞어 만든다. 고기 요리, 달걀 요리, 핫도그, 샌드위치, 치즈, 마요네즈와 각종 소스, 비니거 드레싱, 피클 등에 폭넓게 쓰인다. 머스터드는 매운 맛이 있어서 케첩보다 살이 덜 찔 것 같지만 오히려 반대다. '하인즈 토마토 케찹'과 '오뚜기 허니 머스타드'의 영양성분표를 비교하면 머스터드는 케첩에 비해 칼로리가 2.5배나 높다. 탄수화물과 당류는 비슷하지만 지방이 무려 19g이나 들어가 있다.

머스터드에 꿀을 더해 매콤함에 달콤함까지 더해진 허니 머스터드는 케첩처럼 술술 들어간다. 패스트푸드 음식점에서 감자튀김, 치킨너깃을 먹을 때 주는 허니 머스터드 한 봉지는 10g이다. 5봉지를 먹을 경우 150kcal, 밥 반 공기를 먹은 것과 같다.

단맛이 나는 머스터드는 열량이 높으므로 소량만 먹어야 한다. 그래도 먹야겠다면 '하인즈 옐로우 머스타드'를 추천한다. 칼로리, 탄수화물, 당류 전부 0g이다. 대신 나트륨이 다른 머스터드 제품에 비해 2배 가까이 된다. 전혀 달지 않고 시큼하며 톡 쏘는 맛인데 소시지 등 고기 음식이나 캔참치와도 잘 어울린다.

식품명	에너지 (kcal)	지질 (g)	탄수화물 (g)	총 당류 (g)	나트륨 (mg)
하인즈 토마토 케찹	118		29.00	24.00	941
오뚜기 허니 머스타드	285	19	27.0	22	650
하인즈 옐로우 머스타드	0	0	0.0	0	1200

부드럽고 깊은 맛, 마요네즈

마요네즈는 케첩과 더불어 일상 생활 속에서 자주 접하는 소스다. 식물성 오일과 달걀노른자, 식초, 그리고 소금과 후추를 넣어 만드는데, 상온에서 반고체 상태를 형성하며 콩기름이나 옥수수유 같은 식물성 기름을 사용하는 것이 특징이다. 고소하면서도 짭조름하여 샐러드나 튀김 요리 등 다양한 음식과 잘 어울린다.

하지만 마요네즈는 그 자체로 다이어터들에게는 가장 큰 적이다. 가장 많이 사용하는 '하인즈 굿 마요네즈' 제품을 보면 칼로리가 고추장의 3배, 케첩보다 6배 정도 높다. 비교적 열량이 낮은 '오뚜기 1/2 하프 마요'의 경우 칼로리가 410kcal로 일반 마요네즈의 2/3, 지방은 반 정도이다. 문제는 탄수화물은 6배나 높고 콜레스트롤도 포함되어 있다는 것이다. '오뚜기 논콜 마요'는 콜레스테롤 함유량은 0이고 탄수화물 함량도 낮지만 대신 지방과 칼로리가 높다. 저탄고지 다이어터라면 '논콜 마요'가 좋고 일반 다이어터에게는 맞지 않다.

지방과 칼로리가 상대적으로 적은 것은 '잇츠베러 마요' 제품이다. '하인즈 굿 마요네즈'보다 탄수화물은 2.5배 높은 대신 지방과 칼로리는 10% 정도 낮다. 나트륨 함량도 2/3 정도로 높지 않다. 일반 마요네즈와 비교해 큰 차이가 있지는 않으나 칼로리가 약간 낮은 장점이 있다.

절대적으로 다이어트에 이로운 마요네즈는 없다. 그나마 가장 칼로리가 낮은 것은 '잇츠베러 치폴레 마요'와 '잇츠베러 청양간장 마요'다. 마요네즈 제품 대부분은 칼로리가 500~700kcal인데, '잇츠베러 치폴레 마요'와 '잇츠베러 청양간장 마요'는 300kcal 중반 정도다. 지방도 다른 제품은 60~70g인데 반해 30g 정도로 가장 적다. 대신 탄수화물과 당류가 많이 들어 있다. 특히 탄수화물은 14g으로 '하인즈 굿 마요네즈'와 비교하면 4.5배나 된다.

구분	에너지 (kcal)	지질 (g)	탄수화물 (g)	총 당류 (g)	나트륨 (mg)
개량 고추장	205	1.38	51.76	22.81	2486
하인즈 토마토 케찹	118		29.00	24.00	941
하인즈 굿 마요네즈	621	68	2.90	2.90	530
잇츠베러 마요	560	58	8.00	2.00	300
잇츠베러 치폴레 마요	350	32	14.00	7.00	490
잇츠베러 청양간장 마요	345	32	14.00	4.00	500

계란프라이 vs 삶은 계란 어떤 게 좋을까

다이어트할 때 계란 먹는 법

흔히들 계란을 '완전식품'이라고 한다. 완전식품이란 그것만 먹어도 살 수 있을 정도로 영양소가 풍부하다는 뜻이다. 계란에는 단백질, 마그네슘, 칼륨 등 다양한 영양소가 들어 있고 특히 단백질 함유량이 높아 하루에 서너 알만 먹어도 일일 단백질 권장량을 채울 수 있다. 단백질은 풍부한 반면 열량은 낮고 큰 포만감을 주기 때문에 다이어트 중이거나 운동을 즐기는 사람들이 애용하는 식재료다.

계란의 특징

다이어트할 때 계란 먹어도 될까?

계란은 단백질 함량이 14g으로 풍부하고 탄수화물은 2.2g으로 적어 다이어트할 때 먹으면 좋은 음식이다. 칼로리도 100g당 143kcal, 일반적인 크기의 계란은 한 알당 80kcal 정도로 높은 편이 아니다.

그런데 계란을 먹으면서 가장 많이 걱정하는 것이 바로 노른자다. 계란 노른자에는 지방과 콜레스테롤이 많고 칼로리가 높아 흰자만 먹는 다이어터들이 많다. 하지만 계란 노른자는 영양소가 굉장히 풍부하기 때문에 칼로리와 지방이 높다는 이유만으로 먹지 않는 것은 바람직하지 않다. 계란에는 염증과 중성지방을 줄여주고 세포막을 형성해 대사를 돕는 오메가3지방산 또한 풍부하게 들어 있다.

이제 콜레스테롤에 대해 생각해보자. 계란 노른자에 콜레스테롤이 들어 있는 것은 분명하지만 심혈관 질환에 직접적으로 관련이 있는지는 여전히 연구 중이다. 대부분의 연구에서는 건강한 사람은 하루 1개, 심혈관에 문제가 있다면 이틀 동안 1개 이하를 섭취하는 정도는 괜찮다고 말한다.

삶은 달걀 (100g 기준)					
에너지(kcal)	단백질(g)	지질(g)	탄수화물(g)	나트륨(mg)	수분(g)
143	13.94	7.97	2.19	140	75
칼슘(mg)	총 당류(g)	총 포화(g)	총 단일 불포화(g)	총 다중 불포화(g)	총 트랜스 지방산(g)
52	0.17	2.72	3.55	1.32	0.04

계란 어떻게 먹는 게 좋을까?

물론 삶아 먹는 것이 가장 좋다. 하지만 프라이로 먹는 것이 훨씬 맛있다. 정말 계란프라이는 다이어트에 치명적이고, 체중 조절 시 계란프라이는 절대 먹으면 안 되는 걸까? 프라이팬에 기름을 두르고 계란프라이를 한 후 얼마만큼의 기름이 달걀에 흡수되는지, 그래서 지방과 칼로리가 얼마나 늘어나는지 실험해보면 사실 큰 차이가 없다. 계란프라이는 삶은 계란에 비해 칼로리는 18kcal, 지방은 2g 정도가 늘어날 뿐이다. 그러므로 계란프라이를 먹으며 죄책감을 느낄 필요는 없다.

계란프라이로 달걀을 섭취할 때에는 올리브유, 그중에서도 엑스트라 버진 오일을 사용하는 것이 좋다. 올리브유는 대부분 불포화지방산으로 이루어져 있다. 불포화지방산을 너무 오래 가열하는 것은 몸에 해롭지만 계란프라이는 짧은 시간 조리하므로 계란을 먹을 때는 케첩 등의 소스는 먹지 않도록 하고, 간을 꼭 해야한다면 소금으로 살짝만 하도록 하자.

식품명	에너지(kcal)	지질(g)
삶은 계란 1개	114.4	6.3
계란프라이 1개	132	8
올리브유 100g	921	100

다이어트 잡학사전 10

소금을 먹어야 하는 이유

음식을 짜게 먹어 몸에 나트륨이 많아지면 살이 찐다고 이야기한다. 나트륨은 체내에서 삼투압, 체액량 조절, 산알칼리 평형 유지, 신경 자극 및 근육의 흥분성 유지 등의 기능을 수행한다. 하지만 과잉 섭취 시 수분을 끌어들여 혈액의 부피를 증가시키고 혈관 수축에 관여하는 호르몬 분비도 증가시켜 고혈압을 유발하기도 한다. 또 지방의 생합성에 관여하는 효소들의 활성을 증가시켜 비만이나 인슐린 저항성 증가로 당뇨병을 유발한다는 연구 결과도 있다. 일단 짜게 먹으면 왜 살이 찌는지부터 알아보자.

소금을 먹으면 살이 찐다고 하는 이유

부종이 생긴다

나트륨 섭취로 인해 일시적으로 몸에 수분이 쌓이면서 붓게 된다. 물의 무게 때문에 실제로 체중도 늘고 몸의 부피가 커 보인다. 그래서 살이 쪘다고 여기지만 수분만 빠지면 원래대로 돌아온다.

식욕을 자극한다

싱거운 음식과 짠 음식 중에 무엇을 더 많이 먹을 수 있을까? 당연히 간을 한 음식에 더 손이 가게 된다. 짠 음식은 식욕을 자극해 과식으로 이어진다는 연구 결과가 있다. 우리가 간식으로 종종 먹는 프링글스 과자를 한번 떠올려보자. 먹을수록 그 짭짤한 맛이 계속 당기지 않던가. 이처럼 짠맛은 식욕을 자극한다.

살찌는 음식에 소금이 많이 들어간다

대부분 맛있고 살찌는 음식에 소금이 많이 들어가다 보니 소금을 먹으면 살이 찐다는 오해가 생기기도 한다. 결론적으로 소금 자체로는 살이 찌지 않는다. 다만 소금이 들어간 음식을 많이 먹는 것이 문제다.

다이어트 중 소금을 먹어야 하는 이유

소금을 너무 먹지 않으면 오히려 더 큰 문제가 생긴다. 소금은 무조건 몸에 해롭다고 생각할 수 있지만 소금은 우리 몸에 꼭 필요한 무기질이다. 다이어트 중 저염식이나 무염식을 하면 무력감과 피로감에 시달리고 불안증, 현기증, 정신 혼란 등이 일어날 수 있다. 저염 또는 무염 다이어터들이 한번쯤 겪는 증상이기도 하다. 저염, 무염 다이어트를 중단하게 되면 일시적으로 급격하게 몸이 붓는다. 또 다이어트 중 소금이 부족하면 신진대사율이 떨어져 지방 분해 속도가 느려지고 다이어트의 효율도 떨어진다.

소금은 하루에 얼마나 먹어야 할까?

세계보건기구 기준으로 적당한 하루 소금 섭취량은 2,000mg이다. 그런데 우리나라 사람들의 하루 평균 나트륨 섭취량이 3,478mg이다. 세계보건기구 권고량의 1.7배 정도로 이미 엄청난 소금을 먹고 있다. 신라면 한 그릇을 국물까지 다 먹었을 경우 약 1,790mg의 나트륨을 섭취하는 셈이다. 자신의 식단에서 나트륨 양을 계산해보고 너무 많다면 차츰 줄여나가야 한다.

다이어트할 때 고기 먹어도 될까?

다이어트 중 육고기 섭취 방법

다이어트를 위해 고기를 먹지 않는다는 사람도 있다. 특히 돼지고기는 지방이 많다는 선입견 때문에 다이어트에 좋지 않다고 생각하기 쉬운데 고기에는 우리 몸에 꼭 필요한 필수아미노산과 필수지방산이 풍부하다. 필수아미노산과 필수지방산은 체내에서 합성되지 않거나 합성되더라도 그 양이 매우 적어 생리 기능을 달성하기에 충분하지 않으므로 반드시 음식을 통해 섭취해야 한다.

야채나 채소로도 필수아미노산의 섭취는 가능하지만 소량이거나 종류가 제한적이기 때문에 한 번에 충분히 섭취할 수 있는 고기가 가장 좋다. 필수지방산 또한 세포의 성장과 신체의 발달 과정에 꼭 필요하지만 체내에서 만들 수 없다. 오메가3, 오메가6 등의 필수지방산이 고기에 들어 있다. 그렇다면 다이어트 중에 어떤 고기를 먹어야 할지, 고기를 어떻게 조리해 먹으면 좋을지 알아보자.

필수아미노산이 풍부한 고기

탄수화물, 지방과 함께 3대 필수 영양소인 단백질은 동물성과 식물성으로 나뉜다. 근육과 근력 유지에 필수인 필수아미노산은 동물 단백질에 더 많이 들어 있다. 우리 몸은 건강을 유지하고 신체 기능을 정상적으로 유지하기 위해 20개의 아미노산을 필요로 한다. 그중 체내에서 합성되지 않아 음식을 통해 섭취해야 하는 필수아미노산은 성인의 경우 9종, 소아의 경우 아르지닌까지 포함해 10종이다.

아미노산은 근육 합성 이외에도 체내 화학 반응 조절, 영양소 운반, 질병 예방 등을 수행한다. 그러므로 아미노산이 부족하면 면역력이 떨어지고, 소화 장애 등이 발생한다. 어린이는 필수아미노산이 부족하면 성장과 건강상의 문제가 발생한다. 돼지고기에는 이 필수아미노산 9종이 풍부하게 들어 있다. 또 타우린, 크레아틴, 베타알라닌이 풍부하여 근육의 기능과 운동 수행 능력을 높이는 데에도 도움이 된다.

단백질	종류
필수아미노산 Essential amino acid	아이소류신isoleucine, 류신leucine, 메티오닌methionine, 페닐알라닌phenylalanine, 트레오닌threonine, 트립토판tryptopha, 발린valine, 히스티딘histidine, 아르지닌arginine
비필수아미노산 Non-essential	알라닌alanine, 아스파라진asparagine, 아스파르트산aspartic acid, 시스테인cysteine, 셀레노시스테인selenocysteine, 글루탐산glutamic acid, 글루타민glutamine, 글라이신glycine, 프롤린proline, 세린serine, 타이로신tyrosine

다이어트를 위한 고기

어떤 고기를 먹을까?

소, 돼지, 닭, 오리, 양고기 중 다이어트에 가장 좋은 것은 무엇일까? 일단 단백질이 많고 지질이 적은 고기가 다이어트에 유리하다. 지방을 빼려고 다이어트하는데 굳이 지방을 찾아서 먹을 필요는 없다. 단백질 대 지방 비율로 지방이 가장 적은 것부터 보면 닭고기 = 오리고기 〈 양고기 < 계란 < 돼지고기 < 소고기 순이다. 다이어트에는 닭고기와 오리고기가 가장 좋고 소고기가 가장 해롭다는 뜻이다. 특별히 선호하는 고기가 없다면 위 순서를 참조해 먹도록 하자.

100g 당 기준	칼로리(kcal)	단백질(g)	지질(g)
한우(1등급) 살코기 생것	207	18.62	14.09
돼지고기 살코기 생것	186	19.78	11.25
닭고기 살코기 생것	119	21.4	3.1
오리고기 살코기 생것	117	21.00	3.07
어린 양고기(미국산) 살코기 생것	143	20.88	5.94
날계란	136	12.44	7.37

어떤 부위를 먹을까?

어떤 고기를 먹을지 선택했다면 그다음 부위별로 살펴보자. 국가표준식품성분표를 보면 소고기의 부위별 지방이 가장 적은 것은 사태 < 우둔 < 설도 < 안심 < 목심 < 토시살 < 알등심 < 채끝 < 안창 < 윗등심 < 꽃등심 < 양지 < 갈비 < 살치 < 차돌박이 순이다.

돼지고기의 부위별 지방이 가장 적은 것은 안심 = 등심 < 홍두깨살 < 갈매기살 < 갈비 < 목심 < 항정살 < 오돌삼겹 < 삼겹살 순이다. 삼겹살은 지방이 가장 많은데 안심, 등심과 비교하면 10배 정도 차이가 난다. 다이어트 중에 돼지고기를 먹는다면 가급적 안심이나 등심 부위를 먹도록 하자.

닭고기의 부위별 지방이 가장 적은 것은 가슴 < 다리 < 날개 < 넓적

다리 순이다. 그중 닭가슴살은 압도적으로 지방이 적은데 지방이 가장 많은 넓적다리와 10배 이상 차이가 난다. 다이어트 식품으로 닭가슴살을 추천하는 이유다.

구분	부위	칼로리(kcal)	단백질(g)	지질(g)
소고기	1+등급 사태(앞사태) 생것	152	22.05	6.41
	1+등급 우둔(우둔살) 생것	163	22.68	7.33
	1+등급 설도(설깃살) 생것	188	21.50	10.69
	1+등급 안심(안심살) 생것	206	20.69	13.03
	1+등급 목심(목심살) 생것	222	20.83	14.75
	1+등급 갈비(토시살) 생것	261	15.69	21.52
	1+등급 등심(아랫등심살) 생것	288	18.23	23.34
	1+등급 채끝(채끝살) 생것	305	17.92	25.29
	1+등급 갈비(안창살) 생것	310	15.25	27.19
	1+등급 등심(윗등심살) 생것	329	16.98	28.45
	1+등급 등심(꽃등심살) 생것	332	17.10	28.72
	1+등급 양지(업진살) 생것	325	15.09	28.85
	1+등급 갈비(참갈비) 생것	361	14.82	32.98
	1+등급 갈비(본갈비) 생것	375	14.69	34.65
	1+등급 갈비(꽃갈비) 생것	391	14.70	36.43
	1+등급 등심(살치살) 생것	390	13.27	36.91
	1+등급 양지(차돌박이) 생것	467	11.16	46.45

돼지고기	안심(안심살) 생것	123	22.21	3.15
	등심 생것	135	24.03	3.60
	뒷다리(홍두깨살) 생것	135	20.03	5.44
	삼겹살(갈매기살) 생것	186	17.92	12.16
	갈비(갈빗살) 생것	202	18.70	13.59
	목심(목심살) 생것	221	17.21	16.36
	앞다리(항정살) 생것	298	17.98	24.52
	삼겹살(오돌삼겹) 생것	316	17.12	26.89
	삼겹살(삼겹살) 생것	379	13.27	35.70
닭고기	가슴(껍질 제거) 생것	107	22.97	0.97
	다리 생것	152	19.41	7.67
	날개 생것	175	18.78	10.53
	넓적다리(껍질 제거) 생것	186	18.59	11.83

고기 어떻게 요리할까?

다이어터의 주식! 닭고기 닭가슴살

닭고기는 삶거나 찌거나 수육으로 조리해 먹는 것이 구워서 먹는 것보다 지방량이 반 정도 줄고 단백질 손실은 적다. 물로 조리하면 불로 조리할 때에 비해 단백질이 최고 16%, 지방은 1/3 정도 줄어든다. 즉 물로 조리하면 지방은 많이 줄고 단백질 손실은 별로 없다는 뜻이다.

삶거나 찌는 조리법에 따른 영양소 손실 차이는 크게 없다. 또 불로 조리할 때에는 오븐을 이용해 굽는 것이 수육과 거의 비슷하므로 직화로 굽거나 팬에 굽기보다 오븐 구이를 즐기도록 하자. 영양은 삶기 = 찌기 = 오븐 구이 〉 숯불 구이 = 팬 구이 = 전기 그릴의 순서를 참고하자.

구분 (100g)	부위	삶기	찌기	팬 구이	전기 그릴	오븐 구이	숯불 구이
지방 (g)	닭가슴살	1.3	1.5	2.4	2	1.6	1.9
	닭다리살	8.6	9.9	11.8	11.9	11.9	14.2
단백질 (g)	닭가슴살	32.1	34.3	36.2	35	33.5	37.9
	닭다리살	27.9	27.1	29.1	30.5	29.9	30.1
수분 (g)	닭가슴살	62.9	63.6	59.6	62.8	63.1	58.4
	닭다리살	61.8	62.1	57.6	57.4	56.4	56.1

부동의 인기 1위 돼지고기 삼겹살

우리가 가장 많이 먹는 돼지고기의 삼겹살 부위도 다이어트를 할 때에는 수육으로 먹는 것이 좋다. 지방은 1/3 정도가 줄고 단백질 손실은 1/5 이하로 줄어들기 때문이다. 반대로 다이어트에 가장 해로운 조리 방법은 숯불 구이로 단백질 손실 양이 크다.

삶기와 찌는 조리법에는 큰 차이가 없다. 불로 조리할 시 팬 구이, 전기 그릴, 오븐 구이 모두 비슷한데 숯불 구이는 지방 섭취량이 지나치게 높을 수 있다. 삶기 = 찌기 〉 오븐 구이 = 팬 구이 = 전기 그릴 〉 숯불 구이의 순서를 참조하자.

구분 (100g)	부위	삶기	찌기	팬 구이	전기 그릴	오븐 구이	숯불 구이
지방 (g)	삼겹살	24.8	23.6	29.7	30.2	30.9	33.2
	목살	10.4	11.7	11.8	16	13.8	13.5

단백질 (g)	삼겹살	15.4	18.4	17.6	16.5	18	16.7
	목살	18.9	20.6	24.6	25.2	25	21.7
수분 (g)	삼겹살	58.9	60.2	51.4	53.6	51.3	50
	목살	65.2	67.2	61.5	63.9	62.1	62.9

고기 하면 뭐니 뭐니 해도 소고기 등심

소고기는 조리하면 그 결과가 닭고기나 돼지고기와는 매우 다르다. 물로 조리했을 때 줄어든 지방은 15% 정도로 불을 사용해 조리할 때와 큰 차이가 없다. 대신 단백질은 최대 18%까지 줄어든다. 등심 외에 소갈비를 비교해도 지방에 비해 단백질 손실이 크다. 결론적으로 소고기는 구워 먹는 게 더 좋다. 특히 전기 그릴과 오븐 구이가 좋은데 맛까지 생각한다면 숯불 구이도 크게 나쁘지 않다. 전기 그릴 = 오븐 구이 〉 숯불 구이 = 팬 구이 〉 삶기 = 찌기 순서를 참조하자.

구분 (100g)	부위	삶기	찌기	팬 구이	전기 그릴	오븐 구이	숯불 구이
지방 (g)	소등심	17.5	17	18.2	18	16.9	20
	소갈비	20.3	20.4	21.4	17.7	20.4	18.1
단백질 (g)	소등심	24.1	25.4	24.3	29.3	28.5	26.8
	소갈비	25.4	24.5	27.1	27.8	26.2	25
수분 (g)	소등심	58	59	56.7	51.5	53.1	52.6
	소갈비	53.1	55.4	51	54.5	52.7	56.2

다이어터의 고기 섭취 노하우

구워 먹을 땐 양념 조심

불로 고기를 구워 먹을 때 가장 주의할 것은 바로 양념이다. 양념 대부분에는 당질이 굉장히 많이 포함되어 있어서 살이 많이 찔 수 있다. 달짝지근한 양념은 모두 피해야 한다. 양념 고기가 아니더라도 구운 고기를 찍어 먹는 소스나 장도 조심해야 한다. 된장, 고추장, 쌈장 같은 양념을 최소한으로 줄이고 단맛이 나는 소스는 피하는 것이 좋다. 소금에 기름을 더해 만든 소금장은 소량 섭취해도 괜찮다. 고기를 구우면서 키친 타올 등으로 기름기를 제거해 먹는 방법도 좋다.

물로 조리할 때는 국물 줄이기

삼계탕을 생각하면 진한 국물이 가장 먼저 떠오른다. 다이어트를 위해 물로 요리할 경우 국물에 지방이 쫙 용출된다. 그러한 국물을 다 먹는다면 물로 요리하는 장점이 모두 사라지는 셈이다. 또 삼계탕은 찹쌀을 비롯하여 기타 식재료가 많이 들어가므로 건더기까지 다 먹게 되면 칼로리를 과다 섭취하게 된다. 따라서 수육으로 만들어 고기만 먹고 국물이나 다른 건더기는 최소한으로 먹어야 한다.

PART 5.

운동은 어떻게 해야 할까

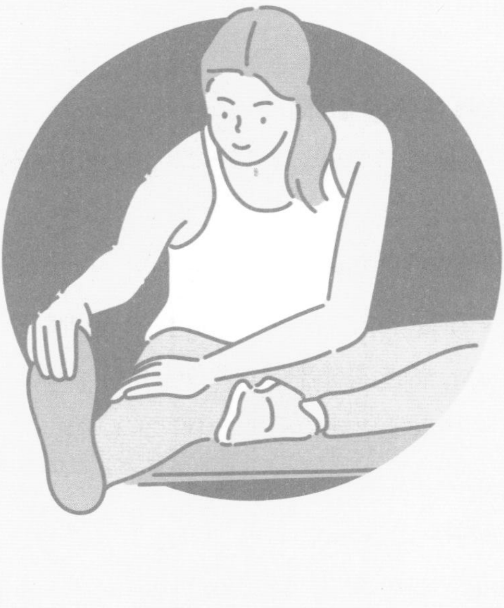

운동을 꼭 해야 할까?

운동에 집착하지 않아도 되는 이유

다이어트를 또 다른 말로 '운동의 시작'이라고도 한다. 다이어트를 결심하면서 헬스장에 등록하는 일이 당연한 코스처럼 여겨진다. 그런데 성공적인 다이어트에서 운동이 차지하는 비율이 과연 높을까?

다이어트에서 운동은 25%

다이어트와 운동에 관련된 문헌과 논문을 보면 다이어트에서 식이는 보통 75~80%, 운동은 20~25% 정도로 비율을 매긴다. 100점 만점인 시험에서 식이요법 영역이 80점, 운동 영역 비중은 20점이란 이야기다. 운동 점수가 좋지 않아도 식이요법만 잘 관리하면 충분히 좋은 성과를 낼 수 있다. 물론 최상급 결과를 얻으려면 운동은 필수다. 그렇다면 운동과 다이어트에 연관성이 생각보다 적은 이유는 무엇일까?

첫째, 운동 자체만으로 소모되는 칼로리가 적다

신라면 한 봉지는 505kcal인데 한 시간을 걸었을 때 소모되는 칼로리는 250kcal이다. 라면 한 봉지를 먹었다면 두 시간은 걸어야 한다. 거기에 밥 한 공기 300kcal까지 말아 먹었다면 최소 3시간 20분은 걸어야 한다. 먹을 것은 실컷 먹고 운동으로만 빼겠다는 생각은 바쁜 현대인에게 매우 비효율적이다.

둘째, 근육량은 중요하지 않다

기초대사량은 근육이 많을수록 높아진다. 하지만 근육이 소비하는 기초대사량은 생각만큼 크지 않다. 근육량이 기초대사량에 미치는 영향은 생각보다 크지 않기 때문에 다이어트를 하면서 근육량을 늘리려 애쓰지 않아도 된다. 기초대사량은 호흡, 적정 체온 유지 등 우리 몸이 생명을 유지하는 데 사용되는 에너지다. 기초대사량이 높으면 체내에서 소비하는 에너지가 많아서 조금만 운동해도 살이 쉽게 빠지고, 같은 양의 음식을 먹어도 살이 덜 찐다. 다이어트를 할 때에는 근육량을 늘리는 것보다 근육 손실을 최소화하는 것이 더 중요하다.

셋째, 특정 부위 운동을 해도 그 부위 살이 잘 빠지는 건 아니다

특정 부위만을 위해 운동해서 그 부분의 살만 빼는 걸 '부분 지방 감소 spot reduction' 또는 '특정 부위 체지방 감량 targeted fat loss'이라고 하는데 현실적으로는 어렵다. 뱃살을 빼려면 복근 운동보다 그냥 조깅을 하는 게 더 나을 수 있다. 복근 운동을 열심히 하면 뱃살만 쏙 빠지지는 않는다. 오히려 배에 근육이 생기면서 일시적으로 더 튀어나와 보일 수 있다. 운동을 하면 온몸의 살이 빠지면서 그 부위에 근육이 추가로 생기는 것이지 그 부위 살만 빠지지는 않기 때문이다.

운동을 하면 지방이 근육으로 바뀐다고 착각하기 쉽다. 하지만 지방과 근육은 분자 구조가 다르다. 운동을 해서 근육이 생기는 것과 지방이 빠지는 것은 별개이다. 두 가지 작용이 동시에 일어나서 마치 지방이 근육으로 바뀌는 것처럼 보일 수 있지만 지방이 그대로 근육이 되지 않는다. 다만 근육이 생기면서 특정 부위의 살 처짐이 해소되면 그 부위의 살이 빠져 보일 수 있다. 특히 엉덩이, 팔 밑 살 등이 그렇다.

넷째, 운동을 하면 더 먹게 된다

운동을 하면 식욕이 증가한다. 코르티솔, 그렐린 같은 호르몬 영향도 있는데 정신심리적인 문제도 크다는 연구가 많다. 운동 후 '아, 이렇게 열심히 운동했으니까 먹어도 되겠지.' 하는 경우가 많은 것이다. 하지만 운동한 것 이상으로 먹게 될 가능성이 높다. 운동하고 나서 출출하니까, 또 운동을 같이 한 사람들과 함께 음식을 먹으며 스트레스를 푸는 것이다. 운동했으니까 괜찮다고, 과일은 살 안 찐다고 우스갯소리처럼 말하지만 결국 다 살을 찌우게 된다.

어떤 운동을 어떻게 해야 할까?

도대체 다이어트에서 운동의 역할은 뭘까? 운동은 케이크 위 장식용 딸기다. 식이요법으로 다이어트의 기본을 모두 갖춘 상태에서 살짝 얹어주는 것이다. 반대로 이야기하면 식이요법이 완성되지 않은 상태에서 운동이란 별 의미가 없다는 뜻이기도 하다.

건강하면 살이 더 잘 빠진다

건강해야 살이 잘 빠진다. 임상적으로 봤을 때 몸이 불편하고 건강이 좋지 않은 경우 다이어트 속도도 더디다. 신진대사가 잘 이루어지고 순환 기능도 좋은 젊은 사람이 더 쉽게 체중 감량을 하는 게 당연하다. 운동을 자주하는 건강한 사람의 살이 더 잘 빠진다. 따라서 체중 감량 목적 이전에 건강을 위해 운동하려면 본인의 건강과 몸 상태에 가장 알맞은 운동을 찾아야 한다.

시간대를 선택하여 규칙적으로 운동한다

운동 종류와 강도는 자신의 건강 상태에 맞춰 선택하자. 아침이든 저녁이든 운동하기 좋은 컨디션일 때, 일정한 시간대를 지키는 것이 좋다. 일반적으로는 하루 30분 정도 평지에서 빨리 걷기만 해도 다이어트에는 충분하다.

다이어트 중 운동하면 좋은 이유

초보 다이어터를 위한 운동

다이어트를 위해 운동을 시작한 경험이 누구나 있을 것이다. 헬스, 필라테스, 수영 등 운동 종류도 다양하다. 그렇게 사흘 정도 열심히 하다가 그만둔 경험도 있을 것이다. 이번에는 포기하지 않고 운동을 꾸준히 하고 싶다면 효과적인 운동법과 운동 전 주의해야 할 점을 알아보자.

앞에서 말한 것처럼 다이어트에서 운동이 차지하는 비율은 20% 정도다. 체지방을 줄이기 위한 다이어트라고 하더라도 80%가 식이요법에서 좌우된다. 그렇기 때문에 꼭 운동을 해야만 살을 빼고 체지방을 줄일 수 있다는 강박은 갖지 않아도 된다. 하지만 운동을 병행하면 체지방을 효율적으로 줄일 수 있다.

운동이 좋은 이유

다이어트 정체기 극복

식이요법으로만 체지방 감량을 하다 보면 체중 감량의 한계에 도달한다. 정체기를 극복하기 위해 섭취 칼로리량을 줄이면 보상 반응으로 몸에서 소모되는 칼로리도 줄어든다. 아무리 적게 먹어도 살이 빠지지 않게 되는 것이다. 이때 식이요법과 운동을 병행하면 다이어트 정체기를 극복할 수 있다. 운동을 하면 신진대사가 활발해져서 운동을 하지 않을 때에도 지방이 분해된다.

요요 현상 방지

요요 현상은 우리 몸이 비만인자를 기억하는 항상성 때문에 일어난다. 다이어트 중 식사량을 줄이면 체내 근육량이 감소하는데 이로 인해 기초대사량마저 낮아진다. 이 때문에 다이어트가 끝나고 식사량이 이전과 같아지거나 그 이하가 되더라도 낮아진 기초대사량만큼의 잉여 에너지가 생긴다. 이 남은 에너지가 가장 축적되기 쉬운 체지방의 형태로 변해 체중을 증가시킨다. 하지만 운동을 하게 되면 근육량은 보존되고 체지방부터 빠지기 때문에 요요 현상이 오는 것을 예방할 수 있다.

신진대사 활성화를 통한 건강 증진

체중만 줄이는 극단적인 방법으로 다이어트하다 보면 건강이 나빠지고 그로 인해 몸의 신진대사도 전체적으로 떨어진다. 신진대사란 필요한 영양분을 섭취하고, 이를 새로운 물질로 전환하여 에너지를 생산하며, 필요 없는 물질을 몸 밖으로 배출하는 등 체내에서 일어나는 화학 작용이다. 신진대사가 원활하지 못하면 몸의 지방분해 능력이 저해돼 같은 칼로리를 먹더라도 쉽게 살이 찐다.

식욕 조절로 스트레스 예방

운동을 하면 하지 않을 때보다 스트레스가 풀리고 기분도 좋아진다. 운동을 통해 진짜 식욕을 느끼게 되고 가짜 식욕은 점차 사라진다. 진짜 식욕을 통해 먹는 포만감을 충분히 느낄 수 있고, 운동을 통한 스트레스 해소로 야식이나 폭식 등 해로운 식욕을 조절할 수 있다.

어떻게 운동하면 좋을까?

그렇다고 무턱대고 운동을 시작하면 안 된다. 초보 다이어터는 본인에게 적절한 운동 강도를 모르기 때문에 의욕만 앞서 무리하다가 사고가 발생할 수 있다. 또 요즘은 마스크를 쓰고 운동해야 하는 경우가 많은데 이럴 때에는 평소 운동 강도에서 60~70%로 조절하여 몸에 무리가 가지 않도록 해야 한다.

쉬운 운동부터 시작

단시간에 살을 빨리 빼는 운동을 찾기보다는 식이요법과 병행할 수 있는 쉬운 운동으로 시작하자. 처음부터 힘든 운동을 하다 보면 식이요법을 지키기 어려워지고 다이어트에 대한 의지 자체를 잃어버릴 수 있다. 특정 부분의 체지방을 빼기 위한 운동보다는 러닝 등 신진대사를 높일 수 있는 전신 운동이 좋다. 운동할 때는 반드시 스트레칭 등 준비운동을 해야 하고, 운동 후에는 충분한 휴식과 수면을 취해 피로가 쌓이지 않도록 해야 한다.

하루 30분, 일주일 5회 이상

미국 임상건강증진학회에 따르면 체지방 감량의 효율적인 운동 시간은 하루 30분, 일주일에 150분 정도라고 한다. 일주일로 환산하면 주 5회씩 30분만 운동해도 충분하다는 것이다. 운동 강도는 약간 숨이 찰 정도로 다음 날 약간 몸이 뻐근할 정도가 좋다. 산소포화도 70% 정도로 운동할 때 약간 숨이 찬 정도가 적절하다. 그래도 적정 강도를 모르겠다면 스마트워치나 심박수 기계를 통해 객관적으로 측정하며 운동하는 것도 좋다.

운동은 재미있고 즐겁게

운동은 재미있고 할수록 즐거움을 느껴야 한다. 그래야 스트레스가 풀리고 기분도 좋아져 꾸준히 할 수 있다. 운동 자체가 스트레스가 되면 운동 후 폭식할 위험이 있고 오래 유지하기도 힘들다. 운동의 재미를 찾기 어렵다면 예쁜 운동복을 입거나 함께 운동할 친구를 만드는 것도 좋은 방법이다. 운동의 재미와 효율을 동시에 챙기고 싶다면 일대일 맞춤 피티PT를 통해 자신에게 맞는 적절한 운동을 찾는 것도 추천한다.

코로나 시대에는 홈트

운동 장소는 직장이나 집에서 가까운 곳으로 정하는 것이 좋다. 그렇지 않아도 바쁜 시간을 내어 운동하는데 이동 거리까지 멀다면 시작하기도 전에 의지가 사라진다. 또 요즘처럼 코로나로 인해 외부 운동에 제약이 많을 경우 집에서 하는 홈트레이닝(홈트)을 추천한다.

홈트는 일상 생활 중 마음만 먹으면 언제든지 할 수 있어 직장인들에게는 가장 효율적이고 효과적인 운동 방법이다. 요즘은 운동 방법을 알려주는 유튜버들이 많으므로 자신의 스타일에 맞는 콘텐츠를 찾아보자. 헬스장에서 혼자 하는 운동보다 재미있고 실시간으로 함께 운동하는 경우도 있어 동기 부여가 된다.

운동을 많이 할수록 살이 더 빠질까?

효과적인 운동 시간

체중 감량 효과를 보려면 운동을 얼마나 해야 할까? 다다익선이라는 말처럼 운동을 무조건 많이 할수록 살도 많이 빠질까? 하지만 운동선수가 아니고서야 직장과 학업 등의 이유로 늘 운동할 시간은 부족한 것이 현실이다.

운동하기 전 과유불급이라는 말을 염두에 두자. 어떤 것이든 너무 모자라도 안 되고 너무 지나쳐도 좋지 않다. 예를 들어 소금을 너무 적게 섭취하면 지방분해가 되지 않고 너무 많이 섭취하면 몸에 무리가 온다. 운동도 마찬가지다. 무조건 많이 하는 것보다 효율 지점을 찾는 것이 중요하다. 근생성, 근손실 등에 대한 고민은 잠시 접어두고 체중 감량에만 초점을 맞춰보자.

체중 감량을 위해 얼마나 운동해야 할까?

미국 보건복지부 산하 임상건강증진학회라는 곳에서는 자국민의 건강 증진을 위한 다양한 자료를 발표한다. 그중 '체중 감량을 위해 얼마나 운동해야 할까?'라는 자료가 있다. 그 자료에 따르면 운동 시간과 비례해서 살이 빠지는 것은 아니다. 일정 운동 시간을 채우면 체중 감소 효과를 충분히 볼 수 있다. 해당 연구에서 30분 운동한 사람과 60분 운동한 사람의 체중 감소량을 비교했다. 60분 운동한 사람이 30분 운동한 사람보다 두 배 정도 체중을 줄이지 않았을까 싶지만 놀랍게도 두 사람 간에 큰 차이가 없었다. 운동 시간을 두 배 늘린다고 해서 체중이 두 배로 빠지지 않는다는 뜻이다.

운동 시간과 체중 감량의 관계

보상 compensation 효과

운동 시간과 체중 감량의 관계는 보상 효과로 설명할 수 있다. 우리 몸은 늘어난 운동량에 점차 적응한다. 운동량을 늘려도 체중이 그만큼 더 감량되지 않는 이유다. 섭취하는 칼로리량을 줄일 때와 비슷하다. 500칼로리 줄여서 5kg이 빠졌어도 1,000칼로리 줄였을 때 10kg이 빠지지 않는 것과 마찬가지다.

한계 효용 체감의 법칙

'한계 효용 체감의 법칙'이란 일정 기간 동안 소비되는 재화의 수량이 증가할수록 재화 추가분에서 얻는 한계 효용은 점점 줄어든다는 경제학 용어다. 처음에는 맛있던 빵이 먹을수록 점차 맛없게 느껴지는 것과 같은 원리다.

체중 감량에도 한계 효용 체감의 법칙이 존재한다. 예를 들어 80kg에서 10kg를 감량하여 70kg이 되는 것과 50kg에서 10kg를 감량해서 40kg까지 도달하는 것은 천지 차이다. 또한 10kg을 뺄 때 초반보다 후반으로 갈수록 훨씬 힘들다. 즉 노력을 많이 쏟아부어도 최종 단계로 갈수록 그 효율이 확 떨어진다는 것이다.

〈운동 시간과 체중 감량에 대한 한계 효용 체감 그래프〉

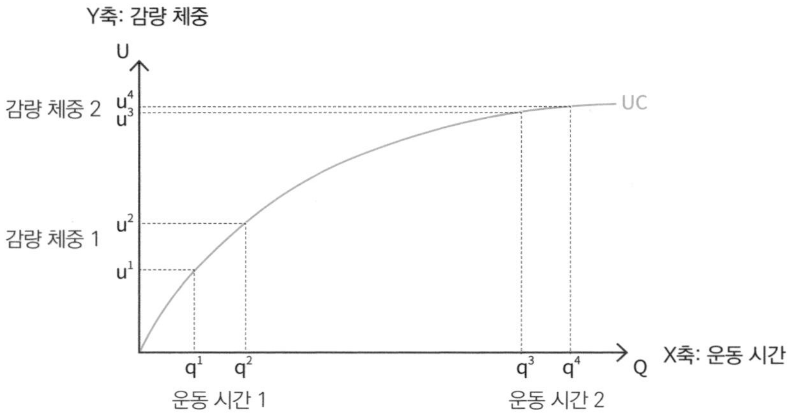

나에게 맞는 운동 시간

가장 효율적인 운동 시간은 30분

위 그래프를 보면 운동 시간이 같아도 감량 체중은 다를 수 있다는 것을 알 수 있다. 제한된 시간을 활용해 운동해야 한다면 30분이 가장 가성비 좋은 운동 시간이다. 시간과 다른 조건이 충분해서 언제든지 운동할 수 있고 근육량을 늘리고 싶거나 건강을 위해 폐활량 등을 늘리는 것이 목표라면 30분 이상 운동해도 좋다.

미국 스포츠의학회에서는 일주일에 1,000~2,000kcal 소비를 위해 하루 30분씩, 일주일 5회, 총 150분 정도의 운동을 추천한다. 체중 감량을 위해서는 하루에 60분 운동하라는 지침도 있다. 그러나 단시간에 체중 감량을 하려고 하루에 세 시간 이상을 뛴다든지 하는 경우 면역력이 급격히 저하될 수 있어 체력에 맞게 운동량을 조절해야 한다.

나이에 맞는 운동량과 강도

운동할 때 가장 먼저 고려해야 할 요소는 바로 나이다. 10대 청소년의 경우 농구, 축구, 수영 등 다소 격렬한 운동을 한 번에 20분 넘게 주 3회 이상 하거나 유산소운동, 근력운동, 유연성운동을 병행하는 것이 좋다. 20대의 경우도 높은 강도의 운동을 하루 20~30분씩 일주일에 3회 이상 해도 괜찮다. 하지만 30대부터는 체력 하강이 시작되므로 무리한 운동은 자제하는 것이 좋다. 동시에 30대는 성인병이 시작되는 시점이기도 하므로 규칙적인 운동이 반드시 필요하다. 일주일에 3회 이상 빨리 걷거나 가볍게 조깅하고 일주일에 1, 2회 정도 구기운동을 병행하는 것을 추천한다.

40대부터는 운동 중 발생할 수 있는 심장마비나 골절 등을 예방하기 위해 운동 시작 전 체력검사, 체격검사, 운동부하 검사 등을 받는 것을 추천한다. 격렬한 운동은 자제하고 걷기나 등산 등 체중 유지를 위한 운동이 좋다. 50대 이상은 체력 소모가 많은 운동은 삼가고 하루 30분 정도 러닝머신이 효과적이다. 60대는 주 3회 30분씩 산책하는 것으로도 충분하다.

운동하고 밥 먹기 vs 밥 먹고 운동하기

다이어터의 최대 고민 1

다이어트 관련 질문 중 빠지지 않고 등장하는 질문이 있다. '운동한 다음 밥을 먹는 게 좋은지, 밥을 먹고 나서 운동하는 게 좋은지' 궁금하다는 질문이다. 이에 대한 답을 알고 싶다면 식사와 운동이 우리 몸에 어떤 영향을 끼치는지, 다이어트에 어떤 방법이 더 유리한지 비교해보자.

밥 먹고 운동하는 경우

식사 후 운동하면 소화장애 발생

밥을 배부르게 먹고 바로 운동하면 소화가 잘 되지 않으면서 옆구리가 결리는 느낌이 든다. 밥을 먹으면 소화기로 혈액이 몰리는데 이때 운동을 하면 소화기로 갔던 혈액이 다시 근육으로 간다. 소화기에서 혈액이 빠져버리면 음식물이 소화되지 않아 배가 아프다. 소화장애를 예방하려면 식사 후 최소 한 시간 이후, 가급적 두 시간 이후에 운동하는 게 좋다.

가벼운 음식 섭취는 운동 효과 증대

운동하기 전에 가볍게 식사하면 에너지 보충이 되어서 운동을 더 오래, 더 높은 강도로 할 수 있다. 제대로 된 식사를 하라는 게 아니라 간식 정도로 간단히 먹는 것이 좋다. 기름지거나 매운 음식, 체하기 쉽고 소화가 잘 안되는 오징어나 떡 등은 피하는 것이 좋다. 먹는 양은 평소 식사량의 20% 이하로 제한하길 추천한다. 가벼운 식사가 운동을 더 잘 할 수 있도록 돕는다는 것이지 살이 더 잘 빠진다는 의미는 아니다.

운동하고 나서 식사하는 경우

공복 상태에서 지방분해 활성

공복 상태로 운동할 경우 지방분해가 더욱 활성화된다. 특히 간헐적 단식을 할 때에는 공복 시간에 운동하는 경우가 많은데 이 때문에 근육량이 감소할까 봐 걱정하는 다이어터가 많다. 하지만 공복 상태에서 운동하더라도 추가적인 근육량 손실은 크게 일어나지 않는다.

운동 후 식욕 증가 또는 감소

운동 후에는 스트레스 호르몬인 코르티솔이 분비된다. 이로 인해 심리적으로 보상 기전이 활성화되면서 단것, 기름진 것 등 살찌는 음식이 당긴다. 특히 약한 강도의 운동을 짧게 하는 경우 이러한 현상이 강하게 나타날 수 있다. 식욕이 계속 강해진다면 차라리 운동하지 않는 편이 낫다.

반대로 운동 후에 식욕이 감소할 수도 있다. 60~90분 이상 강한 강도로 운동하는 경우 식욕이 오히려 감소한다. 또한 강한 멘탈이 식욕을 억제하는 경우도 있다. 식욕이 증가하느냐 마느냐는 개인차가 크기 때문에 자신의 상태가 어떤지를 파악하는 것이 중요하다.

간단한 음식물 섭취 후 운동, 그다음 식사

밥을 많이 먹고 운동하면 소화장애가 올 수 있지만 적게 먹고 운동하면 효율성을 높일 수 있다. 식사 전 공복 상태로 운동하면 지방분해가 활성화되는 장점이 있지만, 운동 강도에 따라 식욕이 증가하거나 감소하는 등 변수가 따른다.

따라서 가장 좋은 방법은 운동 전 간식 수준으로 간단하게 음식물을 섭취하고 운동 후에 식사하는 것이다. 또 운동 후에 식욕이 강하게 증가한다면 운동 강도를 아예 최소로 하던가, 운동 강도를 높이고 운동 시간을 늘려 식욕 증가를 억제하는 것이 좋다. 시간이나 스케줄 문제로 어쩔 수 없이 식사 후에 운동해야 한다면 식사량에 따라 최소 한 시간 이후에 운동하는 것이 좋다. 우리가 꼭 기억할 것은 운동은 다이어트에서 20% 정도의 비중을 차지한다는 점이다. 운동보다 중요한 것은 식이요법이다. 잘못된 운동으로 식욕이 증가하여 식이요법을 망치지 않도록 주의하자.

실컷 먹고 운동하기 vs 조금 먹고 운동하지 않기

다이어터의 최대 고민 2

다이어트 관련 질문 중 빠지지 않고 등장하는 질문이 또 하나 있다. 바로 '실컷 먹고 운동하기와 조금만 먹고 운동하지 않는 것 중 어느 쪽이 나은지'에 대한 것이다. 둘 중 어느 것이 맞는 방법인지 궁금한 이유도 있겠지만 운동과 식이요법을 병행하는 게 너무 힘들어서 하나만 선택하고 싶은 마음도 있을 것이다. 오직 체지방 감소만을 기준으로 답을 찾아보자.

실컷 먹고 운동하기

사람들은 운동하면 근육이 생기고 그로 인해 기초대사량이 올라가 섭취한 칼로리를 모두 소비할 수 있다고 여기는데 잘못된 생각이다. 웨이트 위주로 근육을 키우는 보디빌더를 떠올려보자. 근육량이 엄청난 그들은 잘 먹고 열심히 운동할 것 같지만 사실은 피눈물 흘릴 정도의 엄격한 식이조절을 병행한다. 라면을 먹더라도 국물은 빼고 계란과 오이 등을 넣어 먹을 정도다. 근육량만큼이나 많은 칼로리를 섭취하고 금세 소모해버릴 것 같지만 전혀 그렇지 않다.

적게 먹고 운동도 안 하기

어떤 음식을 언제, 어떻게 먹느냐에 따른 변수가 있겠지만 쉬운 비교를 위해 적게 먹는 것에 대한 기준을 '칼로리 제한'으로 생각해보자. 적게 먹으면 우리 몸은 줄어든 섭취량에 적응한다. 이걸 보상 기전이라고 한다. 이 때문에 적게 먹어도 시간이 지나면 살이 빠지지 않게 된다. 흔히 '정체기'라고 부르는 이 시기를 임상에서는 '적응기'라고도 한다.

정체기에 들어섰을 경우 섭취량을 줄이기보다는 몸의 항상성에 변화를 주어 추가 감량을 유도해야 한다. 결국 운동을 적절히 해야 정체기를 극복할 수 있는 것이다.

먹은 만큼 운동으로 빼는 게 가능할까?

'운동해서 오늘 먹은 음식만큼의 칼로리를 태우면 0칼로리를 섭취한 거나 다름없지 않아?'라고 생각한다. 하지만 실컷 먹고 하루 종일 운동해서 그만큼 칼로리를 소모하는 것이 가능할까?

예를 들어 500kcal 라면 한 봉지를 먹었을 경우 조깅을 50분은 해야 한다. 2,000kcal 치킨을 먹었다면 200분 동안 조깅해야 하는 셈이다. 점심에 참치김밥에 치즈라면, 저녁에 치킨 한 마리를 먹었다면 3,000kcal를 섭취한 것이고, 단순하게 계산해도 최소 다섯 시간은 뛰어야 먹은 만큼의 칼로리를 소모할 수 있다. 하루에 풀코스 마라톤을 완주하는 정도이다.

음식 섭취를 통한 열량은 상상을 초월한다. 먹고 싶은 것을 다 먹고 운동으로 뺀다는 것은 현실적으로 불가능하다. 하루 다섯 시간 조깅을 할 수 있다고 해도 그러다가는 살을 빼기도 전에 무릎이나 몸 어딘가에 문제가 생기고 말 것이다.

결론은 적게 먹고 운동하기

체지방 감소만을 목적으로 운동할 경우 효과는 20%에 불과하다. 나머지 80%는 식이요법을 통해 섭취하는 칼로리를 조절해야 한다. 적게 먹으면 살이 빠지지 않는 정체기가 찾아오는데 이때는 섭취량을 늘리고 운동도 하는 변화가 필요하다. 정체기를 극복하는 것뿐만 아니라 건강 관리, 식이조절 및 근육량 유지, 요요 현상 방지 등을 위해서도 운동을 반드시 하는 게 좋다.

이게 정말 내 몸무게 맞아?

올바른 체중 측정 방법

다이어트하면서 가장 가슴이 떨리는 순간은 바로 체중계에 올라갈 때가 아닐까. 마치 성적표를 받던 학창 시절로 돌아간 듯한 기분이다. 그런데 성적이 예상보다 나쁘게 나왔다면 어떨까? 이번 시험은 분명 잘 본 것 같았는데 기대 이하의 성적이라면 그 상실감은 이루 말할 수 없을 것이다. 다이어터도 마찬가지다. 철저하게 식이요법을 관리했고 운동도 병행했는데 체중이 줄지 않았다면 다이어트에 대한 의지가 급감한다.

그런데 이 체중 측정이 잘못되었을 수도 있다. 과연 올바른 방법으로 몸무게를 재고 있는지 확인해보자. 만약 잘못된 방법으로 체중을 재고 있었다면 체중에 일희일비할 필요가 전혀 없다.

잘못된 체중 측정법

식사 직후에 체중을 측정한다

폭식 후 아차 싶어 체중을 재는 경우가 있다. 하지만 음식을 먹자마자 잰 체중을 자신의 실제 체중이라고 착각하거나 살이 쪘다고 생각하면 안 된다. 음식이 우리 몸에서 소화되려면 최소 3~6시간이 걸리고, 우리 몸을 빠져 나가는 데도 72시간이 소요된다. 먹은 음식은 바로 살이 되지 않는다.

운동 직후 체중을 측정한다

이번엔 운동을 몇 시간 하고 나서 살이 좀 빠졌겠지 하고 체중을 측정하는 경우다. 만약 운동하면서 물을 섭취했다면 운동 전보다 오히려 체중이 늘어난 것으로 나올 수 있다. 물 외에도 다양한 원인으로 운동 후 체중이 약간 늘기도 한다. 반대로 운동 후 체중이 줄었더라도 수분이 빠져서 그럴 수 있기 때문에 운동 직후에 잰 체중을 그대로 믿을 필요는 없다.

매일 다른 시간대에 측정한다

어제 아침에 체중을 쟀다가 오늘 저녁에 체중을 쟀더니 늘어 있었다면 그 수치를 믿어도 될까? 체중은 매일 같은 시간대에 측정해야 한다. 또 조건이 다른 상태에서 체중을 재는 것도 소용없다. 식단에 변화가 없어도 측정 시간대와 조건이 다르면 체중이 늘어난 것으로 나올 수 있다.

문제는 체중이 아니라 체지방이다

체중은 우리 몸의 '지방+수분+근육+뼈+기타 모든 것'을 합한 무게다. 우리가 다이어트할 때는 이중에서 지방을 빼려고 하는 것이지 다른 것들을 빼려는 것이 아니다. 지방을 빼는 것이 곧 다이어트이고 체중 측정은 그 지방이 빠졌는지 확인하기 위한 과정 혹은 수단일 뿐이다. 따라서 체중을 잴 때에는 항상 내 몸의 체지방이 얼마가 증감했는지를 따져봐야 한다. 잘못된 방법으로 체중을 측정하면 무턱대고 체중이 증가했다고만 보고 운동 후 물을 마시지 않거나 식사를 거르는 등의 실수를 범하게 된다.

심지어 '제지방 증량lean mass up'이라고 해서 체중이 늘어도 다이어트에 성공하는 경우도 있다. 지방은 빠지고 근육이 늘어서 신체 사이즈가 줄었지만 체중은 느는 경우다. 다이어트란 결국 건강해지려고 하는 것이다. 몸무게가 늘더라도 체형이 날씬해지고 건강까지 찾았다면 그게 진짜 다이어트에 성공한 게 아닐까. 체중이 전부가 아니라 체지방이 중요하다.

올바른 체중 측정법

체중 측정 원칙 세 가지

체중을 잴 때는 세 가지 원칙을 반드시 기억하자.

① 같은 시간대

② 같은 조건

③ 체지방

세 원칙을 지켜 측정하려면 매일 아침 일어나자마자 소변만 보고 간단한 옷차림으로 공복 상태에서 측정하면 된다. 또 체중을 측정할 때는 움직이거나 말하지 말고 양쪽 발에 무게를 똑같이 싣고 가능하다면 체지방 체중계를 사용하는 것이 좋다. 체지방 체중계는 반드시 맨발로 올라서서 측정해야 한다.

측정은 매일, 가끔은 더욱 정확하게

위 원칙을 지켜 집에서 매일 체중을 측정하고 일이 주에 한 번씩은 주위 보건소, 헬스장, 병원 등에서 인바디 기계로 체지방을 측정하는 것을 추천한다. 체중을 매일 측정해 기록해두면 다이어트 중 정체기가 찾아왔을 때 무엇이 문제인지 파악하는 데 도움이 된다.

다이어트 잡학사전 11

• • •

정확한 체중 측정 방법 랭킹 8

8위. 체중계

가장 많이 사용하는 체중 측정 기계이지만 가장 부정확한 방식이기도 하다. 지방만 측정하는 것이 아니기 때문이다. 지방 외에 방금 먹은 음식 무게, 대소변 무게, 체내 수분 무게, 부종, 머리카락, 근육까지 모두 들어가니 정확하지 않은 것이다. 오차를 최대한 줄이려면 늘 같은 시간대에 같은 조건에서 재는 것이 좋다.

7위. 비엠아이BMI, Body Mass Index

'체질량 지수'라고 하며 체중을 키의 제곱으로 나누어 얻는 수치다. 대한비만학회에서는 비엠아이로 비만도를 측정한다. 키와 몸무게만 가지고 계산하기 때문에 겉으로 보기에 날씬하고, 근육이 많고, 실제 건강한 사람도 비만으로 나올 수 있다.

6위. 허리둘레

허리둘레를 통해 내장지방, 복부피하지방을 측정하여 비만도를 알아낼 수 있다. 그러나 이 방식 또한 상대적으로 특정 부위만 지방이 적은 사람이 있고 반대로 더 많은 사람도 있어서 정확하지는 않다. 또 여러 변수가 생길 수 있으므로 측정 시 아래 사항을 주의해야 한다.

① 갈비뼈 끝과 골반 맨 위 사이 가장 잘록한 부분 측정

② 갈비뼈 끝과 골반 맨 위 사이 중간 지점 측정

③ 배꼽 주위 측정

5위. 눈바디

'눈으로 알아보는 인바디'라는 뜻이다. 변화된 체형을 눈으로 직접 확인해보는 것이다. 옷을 거의 입지 않고 거울 앞에 서서 팔을 T자 형태로 벌리고, 호흡은 자연스럽게 내쉰 상태를 유지한다. 적나라하게 드러난 팔뚝 살, 뱃살 등이 의외로 정확히 보인다. 본인 눈으로 봤을 때 근육은 늘고 지방이 빠진 듯하다면 놀랍게도 대부분 맞다.

4위. 캘리퍼Callipers

집게같이 생긴 도구로 물체의 지름을 재는 데 사용한다. 복부와 팔뚝, 허벅지 등의 피하지방을 측정하여 살이 쪘는지 꽤 정확하게 알 수 있다. 실제 연구에서도 캘리퍼를 많이 사용한다. 측정 과정에서 오류가 날 수도 있지만, 그래도 여러 부위의 피하지방을 직접 재고 기록하다 보면 살이 쪘는지 파악하는 데 큰 도움이 된다.

3위. 인바디InBody

내장지방과 피하지방 등 몸 안의 지방을 수치화하여 보여준다. 전기저항을 이용한 방식이며, 국내 인바디 회사의 기술력은 세계 최고 수준으로 정확도가 점점 향상되고 있다. 다만 보급형 저가 기계일수록 정확도가 떨어진다는 단점이 있다. 또한 보급형이라고 해도 개인적으로 구매하기엔 비용 면에서 부담스럽다.

2위. 와이스코프Y-scope

인바디에서 새로 출시된 기계로 복부지방을 피하지방과 내장지방으로 나눠 기존 인바디 기계들보다 더 높은 정확도로 측정할 수 있다. CT와 비교했을 때 와이스코프의 정확도는 내장지방 측정 시 85%, 피하지방은 97% 수준이다.

1위. CT/MRI

가장 정확한 방법이다. CT는 전산화 단층 촬영, MRI는 핵자기 공명 장치를 가리킨다. 주로 연구나 논문 자료로 많이 사용하는데 피하지방과 내장지방이 구분되고 몸 안 어느 곳에 지방이 얼만큼 있는지 정확하게 알 수 있다.

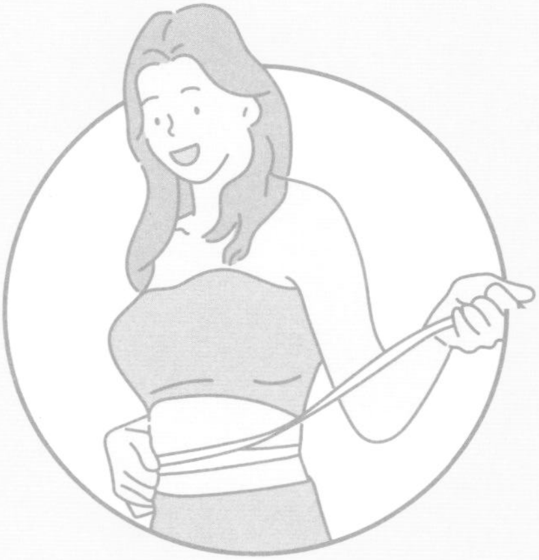

PART 6.

체중이 줄면 일어나는 일

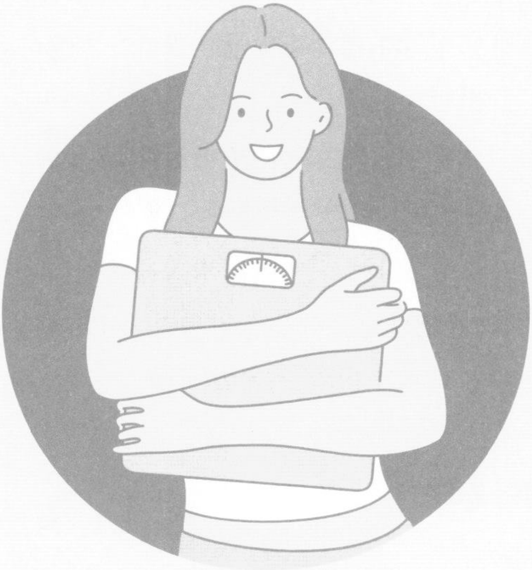

다이어트 정체기란 무엇일까?

넓은 의미의 정체기 vs 좁은 의미의 정체기

다이어트하면서 누구나 겪게 된다는 정체기. 하지만 사람들이 저마다 생각하는 정체기의 의미는 조금씩 다르다. 사실 정체기란 의학적 용어가 아니다. 그래서 정의가 명확하지 않고 각자가 사용하는 의미나 목적이 다를 수밖에 없다.

넓은 의미의 정체기는 '살이 잘 안 빠진다'는 뜻이다. 처음부터 체중 감량 속도가 굉장히 느리거나 계속해서 잘 안 빠지는 경우가 대부분이다. 좁은 의미의 정체기는 '다이어트 방식을 똑같이 하는데 처음에는 잘 빠지다가 시간이 지날수록 체중 감량 속도가 확 떨어지거나 아예 멈추는 것'을 뜻한다. 대부분 이 두 가지 의미를 모두 정체기라고 칭한다.

넓은 의미의 정체기

감량 패턴의 문제

처음부터 살이 잘 안 빠지는 사람도 있다. 다이어트 시작부터 정체기인 것이다. 캐나다의 의사 아바자 Abazar Habibinia가 만든 표를 보면 ①처럼 살이 잘 빠지는 경우가 있고, ②처럼 ①보다 속도가 느린 경우, ③처럼 계단식으로 빠지는 경우가 있다.

중요한 건 ④이다. 처음에는 잘 빠지지 않다가 나중에 갑자기 빠지는 패턴이다. 이 패턴은 '초기 저항 후기 가속 감량 패턴 IRLA, Initial Resistance Late

Accelerated'이라고 한다. 처음에는 잘 안 빠지지만 일정 시간이 지나면 갑자기 급속도로 빠지는 패턴이다. 실제로도 개인마다 살이 빠지는 패턴이 모두 다르다.

대부분의 사람들은 그래프 ①처럼 꾸준하게 살이 빠지기를 바란다. 하지만 분 단위, 시간 단위로 더 자세하게 들여다보면 그래프 ③처럼 왔다 갔다 하면서 빠지는 것이 대부분이다. 본래 체중이라는 것이 우리 생각처럼 수직으로 쭉 내려가는 것도 아니고 사람마다 다른 패턴으로 감량된다. 그러므로 다이어트를 시작했으니 당장 살이 빠져야 한다는 강박을 내려놓아야 한다. 성과가 나지 않는다며 조급한 마음에 관두지 말자. 살이 빠지는 패턴이 모두 다를 수 있다는 점을 이해하고 받아들이며, 꾸준하게 식이요법을 병행한 다이어트를 실천해보자.

〈아바자의 감량 패턴 그래프〉

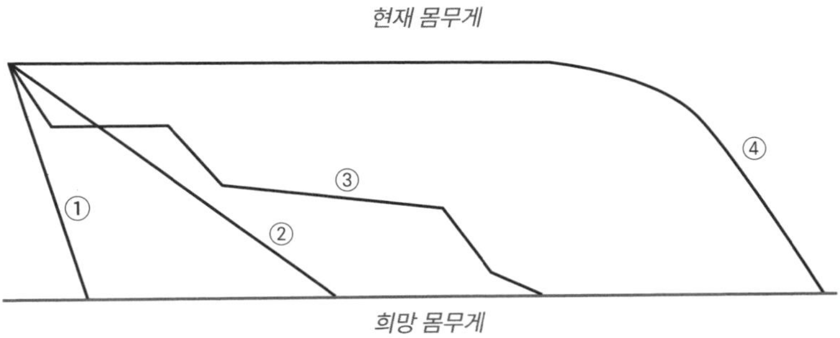

① 빠른 체중 감소
② 꾸준한 체중 감소
③ 계단식 체중 감소
④ 늦은 가속의 체중 감소

다이어트 방법과 인식의 오류

평소보다 더 운동하고 식이요법 조절도 잘해서 '이 정도 했는데 당연히 빠지겠지?' 했는데 체중이 그대로라면 노력에 비해 기대가 큰 경우이므로 더욱 큰 변화가 필요하다. 그런데 체중은 생활의 변화 외에도 유전적 영향에 따라 덜 빠지기도 한다. 또한 진화론적으로 체중 감량은 기전 자체가 까다로워 쉽게 이뤄지지 않는다. 다이어트는 생각보다 훨씬 많은 시간과 노력이 필요하다.

다이어트 방법이 잘못된 경우도 많다. 다이어트에서는 먹는 시간과 종류가 양보다 더 중요하다. 그런데 이를 잘못 받아들여 '초콜릿이라도 이렇게 조금만 먹으면 살이 안 찌겠지? 원푸드로 아이스크림만 먹는 건 괜찮겠지?' 하는 건 완전히 잘못된 방식이다. 다이어트의 방법을 잘 모르겠다면 의사나 전문가에게 상담을 받는 것이 가장 좋다. 또 정확한 정보와 효과적인 처방을 얻기 위해서는 최소 2주 정도 다이어트(식단) 일기를 쓰는 것이 좋다. 다이어트 일기에는 먹은 음식의 종류와 양, 식사 시간, 마신 물 양까지 자세하게 적어야 한다.

질환 또는 복용약의 문제

질병을 앓고 있거나 앓았던 경우라면 체중 감량이 어려울 수 있다. 과거에 복용했거나 현재 먹고 있는 약물, 주사 등이 요인이다. 특히 '갑상선 기능 저하증'을 앓고 있다면 다이어트가 힘들 수 있다. 갑상선 기능 저하증은 대부분 만성 자가면역성 갑상선염으로, 몸속 대사 기능이 저하되고 체온이 떨어지며 입맛이 없는 반면 체중은 증가한다. 갑상선 기능 저하증으로 이어지기 쉬운 갑상선 항진증, 심한 부종 등도 체중 감량을 저해하는 원인이다.

또한 피임약, 갱년기약 등 여성호르몬제나 자궁내막증 치료약 등 다양한 약들로 인해 살이 찌거나 식욕 변화가 있을 수 있다. 미레나, 야즈정 등 피임약을 보면 체중 변화, 식욕 변화 등이 부작용으로 명시되어 있는데 생각보다 이런 약들이 많으므로 잘 살펴보아야 한다.

다이어트 전 자신의 몸 상태를 잘 파악해 불편한 곳이 있다면 의사, 한의사에게 진료를 받고 치료하거나 복용하고 있는 약에 대해서도 점검해보는 것이 좋다. 약을 함부로 끊으면 문제가 생길 수 있으므로 꼭 전문의와 상의한 뒤 결정하자.

좁은 의미의 정체기

한계 효용 체감의 법칙

한계 효용 체감의 법칙 때문에 다이어트를 지속할수록 체중 감량 속도는 줄어든다. 80kg에서 10kg 빼는 것과 50kg에서 10kg 빼는 것은 엄연히 다르고, 어느 정도 살이 빠지고 나서 추가적으로 감량하는 데는 더 큰 노력이 필요하다.

우리 몸의 항상성

임상을 통해서 보면 대부분의 체중 감량은 앞서 본 그래프에서처럼 계단식으로 나타난다. 계단식 감량의 가장 큰 원인은 같은 상태를 유지하려는 인체의 항상성Homeostasis 때문이다. 우리 몸이 정상 체온을 유지하기 위해 추우면 벌벌 떨고 반대로 더우면 땀을 뻘뻘 흘리는 것도 항상성의 일종이다. 체중 변화에 따라 면역력 또한 큰 영향을 받기 때문에 면역계는 체중을 굉장히 중요하게 여긴다. 체중이 너무 줄지 않도록 브레이크를 거는 것이다. 계단식 체중 감량을 극복하기 위해서는 무작정 굶기보다는 올바른 식단을 통해 면역력을 유지하며 건강을 지키는 것이 필수다.

진짜 정체기 '다이어트 플래토' 현상

의학적으로도 인정되는 진정한 의미의 정체기는 전문 용어로 '다이어트 플래토Diet plateau'라고 한다. '플래토'란 안정기 또는 고원이라는 뜻으로 체중 감량이 일정한 상태를 유지하는 것을 뜻한다. 살이 빠지려면 소모 칼로리가 섭취 칼로리보다 높아야 한다. 다이어트 초창기에는 섭취 칼로리량이 줄어 살이 빠지지만 시간이 지나면 살과 함께 근육량도 감소한다. 하지만 근육량이 줄어들면서 기초대사량도 감소하고, 섭취 칼로리량이 늘지 않았지만 살은 더 이상 빠지지 않게 된다. 이때 섭취 칼로리를 더 줄이거나 운동량을 늘려서 소모 칼로리를 높이려는 변화가 필요하다.

다이어트 잡학사전 12

다이어트 정체기를 겪을 확률

다이어트 중 운동을 하지 않았다면 정체기 극복을 위해 운동이 필수다. 반면 꾸준히 운동해왔다면 정체기 극복을 위해 운동량을 늘리거나 운동법을 바꿔야 한다. 식단을 체크해볼 필요도 있다.

다이어트 플래토 해결 방법

아래 그래프를 보고 정체기 해결 방법에 대해 알아보자. 체중 감량 그래프가 평평하게 고원 형태를 띠는 부분이 '다이어트 플래토'를 가르킨다. 살이 빠지다가 처음으로 1차 플래토 구간을 맞았다. 이때 생활 습관을 조정하고 운동량을 늘렸다. 속도는 느려졌지만 추가로 감량이 이어졌다. 이후 운동도 질리고 치팅데이를 가지면서 2차 플래토 구간이 찾아왔다. 다시 식단을 조정하고 소금 섭취를 줄여 감량에 성공했다. 이처럼 정체기가 올 때는 기존의 생활 습관을 돌아보고 식단을 다시 조정하거나 운동량을 늘려 추가로 감량할 수 있다.

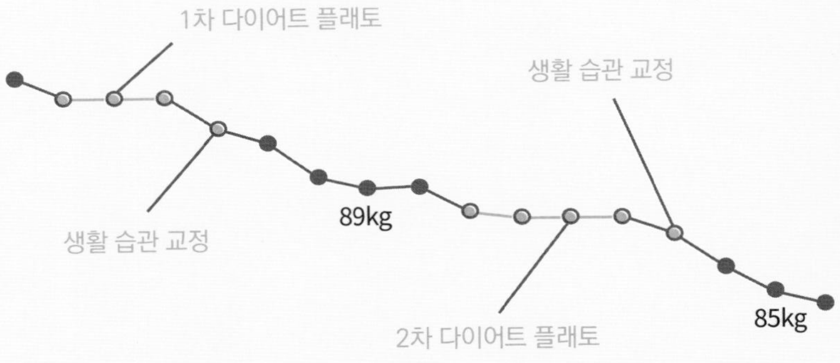

다이어트 플래토가 찾아올 확률

다이어트 플래토를 계산하는 공식이 있다. 아바자가 만든 기준으로 일정 체중을 감량할 시 다이어트 정체기를 겪게 될 확률을 보여준다. 자신의 연령과 건강 상태에 맞춰 내가 어느 정도 수준의 감량을 목표로 삼으면 좋을지 아래 공식과 표를 참고하자. 예를 들어 지병이나 복용 중인 약이 없는 30대 중반 남성이 10kg을 빼는 데 정체기가 올 확률은 10kg X 4.4 X 1.1(연령) X 1.0(남성) X 1.2(신체 활동 적음)=58.08%인 것이다. 이 공식은 절대적인 것이 아니므로 수치를 보고 너무 실망하지 말고 참고만 하도록 하자.

다이어트 플래토 계산법

다이어트 플래토 확률 = 희망 감량 체중(kg) X 4.4 X 연령 X 성별 X 지병 X 복용 중인 약

다이어트 플래토 공식표			
연령		쿠싱 증후군	1.2
10–20세	1.0	우울증	1.2
20–40세	1.1	불면증	1.2
40–60세	1.2	간질환	1.3
60세 이상	1.3	**복용 중인 약**	
성별		피임약	1.1
남성	1.0	항히스타민제	1.1
여성	1.2	신경정신과약	1.1
생활		당뇨약	1.1
신체 활동 많음	0.8	항우울제, 공황장애약	1.2
신체 활동 적음	1.2	안정제	1.2
지병		위산 분비 억제제, 궤양약	1.2
당뇨병	1.1	베타 차단제(고혈압약 등)	1.3
신장질환	1.1	칼슘 채널 차단제(고혈압약 등)	1.3
갑상선 기능 저하증	1.2	스테로이드	1.3
다낭성난소증후군	1.2		

다이어트 정체기 어떻게 극복할까?

시기별 정체기 극복 방법

계속 운동하고 식단을 조절하는데도 몸무게에 변화가 없는 정체기가 길어지면 다이어트를 포기하고 싶어진다. 노력해도 달라지는 것이 없다는 생각에 몸과 마음이 지치는 것이다. 이렇게 정체기를 이기지 못하면 이른바 요요 현상이 찾아온다. 하지만 정체기를 잘 극복하면 원하는 목표의 체중 감량은 물론 비만으로 인한 성인병 예방 등 건강까지 얻을 수 있다. 그렇다면 다이어트 정체기는 어떻게 극복해야 할까? 다이어트 시기별로 체중이 감소되는 정도와 대처법을 알아보자.

지방이 감소하는 패턴을 알아야 다이어트가 쉬워진다. 다이어트 기간에 따라 체중이 감소되는 정도가 다르기 때문이다. 특정 기간 동안 체중이 크게 줄었더라도 안심하지 말고, 체중에 변화가 없을 때에도 차분히 기다려야 한다.

다이어트 시기별 특징

조금만 굶어도 살이 빠지는 급격 감소기

다이어트를 시작하고 처음 1, 2주는 대부분 체중이 빠르게 감소한다. 이는 체내에 저장되어 있던 단백질과 탄수화물이 소비되면서 다량의 수분도 함께 소실되기 때문이다. 탄수화물은 체내에 저장될 때 탄수화물 질량의 3배에 달하는 물과 함께 저장된다. 250g의 탄수화물이 저장될 때 수분 750g이 함께 저장되어 체중은 1kg 늘어나게 되는 것이다. 체중 감소의 원인이 수분 손실인지 근육량 저하 때문인지 정확하게 알고 싶다면 체성분 검사 등을 통한 검증이 필요하다.

체중 감소량이 줄어드는 초기 정체기

다이어트를 시작한 지 2, 3주가 되면 초기 정체기에 도달한다. 체내에 저장되어 있던 탄수화물과 단백질 양이 감소하면서 본격적으로 지방이 연소되는 시기이기도 하다. 초기 정체기에는 탄수화물과 단백질이 아니라 순수한 지방을 빼야 하는데 지방 1kg을 연소시키기 위해서는 약 7,000kcal가 필요하다. 지방은 탄수화물과 달리 수분을 포함하고 있지 않으므로 체중 감소 폭이 전보다 줄어들 수밖에 없다.

대부분 이 시기가 되면 몸무게 감량 속도가 느려지거나 변화가 없는 것처럼 느껴져 다이어트를 게을리하게 된다. 따라서 초기 정체기에는 체중 감소 폭에 실망하지 말고 꾸준히 식단을 유지하면서 많은 칼로리를 소비하는 운동을 해야 한다.

체중 감소가 거의 없는 후기 정체기

초기 정체기가 지나면 식사량을 줄이고 운동량을 늘려도 체중이 거의 감소되지 않는 후기 정체기가 찾아온다. 다이어트 초기에는 체중이 많이 나가 기초대사량과 활동대사량이 높지만 체중이 감소하면서 기초대사량과 활동대사량도 떨어지기 때문이다. 이때쯤 되면 다이어트에 대한 피로감이 더해져 우울감이나 좌절감이 몰려오고 다이어트를 포기하는 경우도 많다. 그럴수록 마음의 여유를 가지고 식이요법과 운동에 새로운 변화를 주는 것이 좋다.

다이어트 정체기 극복 방법

기초대사량을 늘리자

다이어트 정체기가 오는 가장 큰 이유는 탄수화물과 단백질 섭취 감소로 근육도 같이 감소하면서 그만큼 기초대사량이 줄기 때문이다. 반대로 기초대사량을 늘리려면 근육량을 늘려야 한다. 탄수화물 대신 단백질이 풍부한 음식을 섭취하면 근육량이 증가하면서 기초대사량도 늘게 된다. 그렇다고 단백질만 섭취하기보다는 평소에 먹던 단백질 양을 조금 더 늘리는 것이 좋다.

운동 방법과 강도의 변화

정체기에는 하루 30분 이상의 유산소 운동과 함께 칼로리를 소모하고 더 많은 체지방을 배출할 수 있는 근력 운동을 병행해야 한다. 평소보다 고강도로 인터벌 트레이닝이나 근력 운동을 하고 유산소 운동으로 마무리하는 것도 좋다. 또 기존에 하던 운동 일과를 바꾸어 변화를 주는 것도 효과적이다.

6개월 이상 꾸준하게

다이어트 정체기의 또 다른 이유는 인체의 항상성 때문이다. 우리 몸은 스스로 체온이나 혈당치를 조절하는 것처럼 면역력을 위해 체중을 일정 수준으로 유지하려는 경향이 있다. 이를 '체중조절점'이라고 부른다. 체중조절점이 바뀌는 데 최소 6개월 정도가 걸리므로 그 이상 꾸준하게 다이어트를 해야 정체기를 뛰어넘어 추가로 체중 감량을 이룰 수 있다.

섭취 칼로리 유지

어느 정도 체중을 감량했다는 생각이 들면 자신도 모르게 섭취량을 늘리게 된다. 특히 칼로리가 높은 간식 등의 유혹을 이기지 못하는 경우가 많다. 다이어트 일기를 통해 하루에 섭취한 음식의 양과 칼로리를 점검하는 습관을 유지하자. 오히려 너무 적은 칼로리를 섭취하면 지방뿐만 아니라 근육도 함께 손실되므로 필요한 만큼의 영양분은 꼭 섭취해야 한다.

균형 있는 식단 확인

다이어트는 단순히 섭취 칼로리만 줄이는 것이 아니다. 몸에 꼭 필요한 영양소가 부족하게 되면 건강한 다이어트가 아니라 단순히 살만 빠지는 마른 체형이 된다. 또 영양소 부족은 오히려 체중을 증가시키는 원인이 되기도 하므로 정체기에는 필요한 영양소를 모두 섭취하고 있는지 식단을 확인할 필요가 있다. 술은 칼로리가 높지 않지만 신진대사와 다이어트에 대한 의욕을 떨어트리기 때문에 피하는 것이 좋다.

스트레스 관리하기

다이어트 정체기에는 몸과 마음의 피로가 쌓여 스트레스가 늘어난다. 스트레스를 받으면 코르티솔이라는 호르몬이 분비되어 식욕이 증가하고 포만감은 줄어들어 체중이 늘어날 확률이 높다. 열심히 한 만큼 살이 빠지지 않는다고 그만두기보다는 체중 감량 목표를 달성 가능한 수준으로 재설정하면서 스트레스를 최대한 줄이는 것이 좋다.

다이어트하면 근손실이 오나요?

다이어트와 근육량의 관계

다이어트를 하다 보면 체중이 빠지면서 지방뿐만 아니라 근육이 같이 빠지는 현상이 발생한다. 우리 몸에는 체지방보다 근육량이 4배 이상 많으므로 짧은 시간 동안 살을 많이 빼다 보면 근육 손실이 늘 수밖에 없다.

근육량도 체질

보통 다이어터 10명 중 8, 9명은 근육량이 감소한다. 체지방 감소량의 1/2에서 1/10 정도가 빠지는데, 근육량이 감소하지 않은 나머지 한두 명은 근육 손실이 아예 없거나 오히려 늘어난 경우다. 이중 절반은 운동을 전혀 하지 않은 경우다. 왜 이런 현상이 발생할까? 바로 체질 때문이다. 사람마다 외모가 다르듯이 근육량도 타고난다. 운동을 아예 하지 않고서 난생처음 인바디를 측정했는데 근육량이 의외로 많을 수가 있다. 체질상 근육이 많은 경우다.

근육량 손실을 조심하자

근육량 감소가 체지방량 감소의 50%를 넘길 때

체지방이 2kg 빠졌는데 근육이 1kg 이상 빠진 경우다. 이것은 통상 범위를 넘는 것으로 조치를 취해야 한다. 체중이 많이 나가는 것보다 근육량 감소가 동반된 비만이 더 위험하다. 무조건적인 체지방 감소보다는 근육량 감소를 줄이는 체중 감량이 필요하다.

애초에 근육량이 적은 사람

여성 중에는 마른 비만인 사람이 많다. 근육량은 평균 미달인데 체지방은 평균보다 높고 체중은 평균인 경우다. 이런 사람들은 체질적으로 근육이 잘 붙지 않는다. 평소 편식하거나 불규칙하게 먹는 습관이 있고 운동은 거의 하지 않기 때문에 근육량이 빠질 가능성이 매우 높다.

피부나 살의 탄력, 주름이 걱정된다면

체중 감량 뒤 얼굴에 주름이 생기는 경우가 많다. 코 양쪽 볼에 생기는 팔자 주름이나 양쪽 눈 밑 부분이 깊게 파이면서 대각선 형태로 생기는 일명 인디언 주름이 그 경우다. 또 엉덩이나 가슴살이 처지는 경우도 있다. 모두 근육량 감소로 인해 생기는 현상이다. 근육이 있어야 살을 잡아 올려주는데 근육량이 적으면 상대적으로 내려앉고 처지는 것이다.

요요 현상이나 정체기가 걱정될 때

근육량이 줄수록 요요 현상이 오거나 다이어트 정체기가 찾아올 확률이 높아진다. 근육량이 줄면 기초대사량이 떨어져 이전보다 적게 먹어도 여분의 에너지가 고스란히 지방에 축적돼 살이 더 쉽게 찐다. 근육량을 늘리거나 본래 상태로만 유지해도 요요 현상을 예방할 수 있다.

관절염이나 척추디스크의 위험

근육은 뼈와 관절로 이루어진 우리 몸의 골격이 서로 충돌하지 않도록 버티는 역할을 한다. 근육량이 줄면 뼈대를 지지하는 축이 무너져 뼈나 관절에 큰 무리가 가게 되고 척추디스크와 관절염이 발병할 확률이 높아진다. 근육량 감소로 근력이 떨어지면 신체 장애를 동반할 위험과 보행 장애 및 낙상의 위험도 높아진다.

근육 손실 유형과 해결법

단백질과 탄수화물 섭취

근육량이 체지방의 절반 이상 빠진 경우 중요 단백질과 탄수화물을 섭취해야 한다. 다이어터들은 보통 근육량 유지를 위해 단백질 위주로 먹고 탄수화물 섭취를 줄인다. 하지만 이러면 오히려 근육이 감소할 수 있다. 우리 몸은 탄수화물을 1차 에너지원으로 사용하는데 탄수화물이 부족하면 지방 혹은 단백질도 분해해서 사용한다. 그러므로 탄수화물 섭취량을 급격하게 줄이면 근육이 분해될 가능성도 높아진다. 탄수화물은 단백질과 1:1로 비율을 맞추거나 1.4배 정도 더 섭취하는 것을 추천한다. 탄수화물 섭취 비율을 높일수록 근육 손실이 줄지만 체중 감량 속도는 느려지니 본인의 페이스에 맞춰 조절하자.

적절한 칼로리 섭취와 감량 속도 유지

근육량이 체지방의 절반 이상 빠진 경우 요요 현상 방지를 위해 적절한 칼로리를 섭취하고 감량 속도가 너무 빠르지 않게 유의해야 한다. 임상 중에 종종 "저는 인내력이 약해 빨리 확 빼고 나서 관리할게요." 하는 다이어터를 만난다. 이 말은 칼로리 섭취량을 급격하게 제한해서 빨리 체중을 감소하겠다는 뜻이다. 이러한 다이어트는 탈모나 요요 현상이 동반되곤 한다. 또 몸이 일시적 기아 상태로 들어가면서 근육 소실이 일어난다.

운동량을 늘리자

피부 처짐, 주름 등이 걱정이라면 단백질과 탄수화물 섭취, 칼로리 조절이 중요하고 무엇보다 운동량을 늘려야 한다. 근육이 생기는 원리는 매우 단순하다. 근육은 쓰면 늘어나고 안 쓰면 줄어들기 때문에 운동을 전혀 하지 않고 다이어트하면 자연스레 근육이 빠진다. 체질적으로 근육이 잘 줄지 않는 사람이라면 운동을 하지 않아도 근 손실이 크지 않겠지만, 반대의 경우 근육이 빠져도 운동을 해야 그나마 덜 빠지게 된다.

다이어트 시작하고 생리불순이 왔어요

생리불순 대처 방법과 예방법

생리불순menstrual irregularity이란 불규칙한 생리를 일컫는 말로 생리주기가 연속적으로 25~35일 이내를 벗어나는 상태를 가리킨다. 의학적으로 정확한 용어는 없지만 무배란 및 희소배란에 나타나는 증상이며, 생기 주기가 불규칙해지고 생리 양이 많아지거나 반대로 적어질 수도 있다. 다이어트로 인해 스트레스를 받는 상황이 지속되면 발생하기도 하므로 원인을 알고 미리 예방하는 것이 좋다.

생리불순이 생기는 이유

지방세포 변화로 인한 호르몬 변화

살이 찌고 빠지는 체중 변화는 생리 주기에 영향을 준다. 비만인 경우 체중 변화로 인한 생리주기 변화가 크다. 평소에는 괜찮다가 다이어트를 하게 되면 생리불순이 생길 수 있다. 그 이유는 바로 지방세포 때문이다. 지방세포라고 하면 단순하게 살을 찌게 하는 나쁜 세포라고 생각하는데, 사실 지방세포는 굉장히 다양한 일을 한다. 에너지를 저장해주고 체온을 유지하며 우리 몸을 쿠션처럼 보호해주는 것이 대표적 역할이다. 또한 지방세포는 남성호르몬인 안드로겐Androgen을 여성호르몬인 에스트로겐estrogen으로 바꾸는 역할도 한다. 지방세포는 각종 여성호르몬과 밀접한 관계가 있어 체중 변화에 따라 생리 주기도 변한다.

다이어트로 인한 스트레스

스트레스는 생리불순의 대표적인 원인이다. 특히 다이어트로 인해 몸과 마음의 스트레스가 지속될 때 더욱 잘 발생한다. 스트레스는 호르몬 분비에 문제를 야기하고 배란에 영향을 미쳐 생리 주기의 변화를 일으킨다. 특히 수험생이나 야근이 많은 직장인이 잠을 제대로 자지 못하면 피곤한 상태가 지속되어 생리를 하지 않거나 하혈처럼 지속적인 부정 출혈 현상을 보인다.

다낭성난소증후군

'다낭성난소증후군'은 가임기 여성에게서 나타나는 내분비 질환으로 여성 10명 중 1, 2명에게 나타날 정도로 흔한 질환이다. 다낭성난소증후군의 주요 증상 중 하나가 바로 생리불순과 체중 증가다. 여기에 생리통까지 심한 경우가 많다.

생리불순, 생리통, 체중 증가가 동시에 왔고 부인과 질환이 의심된다면 일단 다이어트를 해서 정상 체중을 만드는 것이 좋다. 또 산부인과에서 검사를 받아보고 필요한 치료를 받는 방법도 있다. 치료를 받으면서도 충분히 다이어트를 할 수 있으므로 너무 걱정할 필요는 없다.

생리불순 대처 방법

다이어트는 잠시 중단

체중 변화로 지방세포에도 변화가 생기면 생리불순이 생길 수 있다. 이럴 때에는 지방세포에 변화를 주는 다이어트를 잠시 멈추면 된다. 다이어트를 중단하면 스트레스도 감소하므로 대부분은 생리불순이 자연스럽게 사라진다.

적정 체중까지 관리한 다음 적응 시간 갖기

일단 무리하지 않으면서 표준 적정 체중까지 감량하자. 그다음 관리한 체중을 적정한 수준에서 유지한다면 몸이 그 상태에 적응하면서 다시 정상적으로 생리를 하게 된다. 다이어트를 과도하게 해서 저체중인 경우에는 살을 더 찌우고, 올바른 다이어트 중이었다면 적정 체중이 될 때까지 일단 쭉 빼고 나서 몸이 적응할 시간을 주자.

생리불순 예방 방법

굶는 다이어트 중단

다이어트로 인해 영양이 부족해지면 자궁 조직도 허약해져 생리불순이 발생한다. 또 편중된 원푸드 다이어트로 영양 섭취가 고르지 못하거나 폭식으로 기름진 음식을 섭취하는 경우에도 생리불순이 발생할 수 있다. 무작정 굶기보다는 균형 잡힌 식단과 규칙적인 식사 습관을 유지하는 것이 생리불순을 예방하는 첫걸음이다.

체중 감량 폭과 속도 조절

너무 급격한 체중 감량을 목표로 하지 말고 한 달에 체중의 3% 내외로 감량할 것을 목표를 잡자. 고강도 운동보다는 규칙적인 운동을 하며 충분한 휴식과 수면을 취해야 한다. 그래도 문제가 있다면 체중 감량 폭을 조금 더 조절하면서 천천히 빼면 된다.

배를 항상 따뜻하게

차가운 음식을 먹거나 추위에 노출되면 배가 차가워지고 그로 인해 따뜻해야 할 자궁이 냉기에 노출되어 생리불순이 발생한다. 특히 겨울에는 옷을 따뜻하게 입고 다니는 것이 좋으며 매일 저녁 한 시간 이상

온찜질을 하거나 10분 이상 반신욕을 하며 몸을 따듯하게 하는 것이 좋다.

살이 빠지니 머리카락도 같이 빠져요

다이어트와 탈모의 관계

살을 빼려고 다이어트를 시작했는데 머리만 빠졌다는 사람도 있다. 다이어트와 탈모의 상관관계에 대해 많은 사람들이 궁금해하곤 한다. 다이어트하면서도 탈모 걱정을 떨칠 수 있는 방법은 없을까? 그럼 먼저 다이어트 탈모가 왜 생기는지, 어떻게 대처하고 예방해야 하는지 알아보자. 다이어트 탈모에는 여러 가지 유형이 있으므로 내가 어떤 유형인지부터 알아야 한다.

가장 많이 발생하는 휴지기 탈모

가장 흔하게 발생하는 다이어트 탈모는 바로 '휴지기 탈모'다. 우리 몸은 큰 스트레스나 변화를 겪으면 모발 전체 또는 일부가 일시적으로 휴지기休止期에 들어가게 된다. 휴지기란 모발의 성장이 멈추고 탈락하는 기간을 말한다. 이렇게 휴지기에 들어간 모발은 곧 빠져버리게 되어 탈모가 생긴다. 다행히 이렇게 휴지기에 들어간 모발은 스트레스 상황이 해제되면 다시 원상태로 돌아가므로 2, 3개월 정도가 지나면 자연스레 탈모 상태도 해결된다.

비슷한 원리로 산후 탈모라든지, 수술이나 큰 병 또는 스트레스 상황 이후에 머리가 일시적으로 빠지는 증상도 있다. 그런데 이러한 상황이 해제된 이후에도 후속 케어나 치료가 없거나, 스트레스 상황이 너무 오래 지속되어 두피와 모발에 반영구적인 영향이 남게 되면 탈모가 지속될 수 있음을 기억하자.

예방법 - 무리한 다이어트 피하기

휴지기 탈모를 예방하는 가장 좋은 방법은 단기간에 많은 체중을 감량하지 않는 것이다. 다이어터들 대부분은 마음이 급해서 단기간에 급격히 살을 빼려고 하지만 결코 건강에 좋지 않다. 건물을 지을 때 적절한 공사 기간이 필요하듯이 빨리 감량한다고 다 좋은 게 아니다.

부족한 영양소 섭취로 인한 탈모

무분별한 절식과 무계획적인 단식으로 필수 영양소가 인체에 공급되지 않으면 머리카락이 빠진다. 모발도 우리 몸의 일부이므로 영양소가 필요하다. 모발의 구성 성분을 살펴보면 단백질 80~90%, 지질 1~9%, 미네랄 1% 등으로 대부분이 단백질이다. 단백질을 우선으로 나머지 지방과 미네랄 등의 구성 성분까지 모두 적절히 섭취해야 모발이 새로 자랄 수 있다.

특히 필수 영양소를 골고루 제대로 섭취하지 않거나, 먹기 간편한 음식만 먹는다거나, 칼로리 적은 음식만 먹으면서 다이어트하는 것은 좋지 않다. 예를 들어 매끼 고구마만 먹는다든지, 닭가슴살과 채소만 먹는다든지 한다면 탈모가 생길 수 있다.

예방법 - 원푸드 다이어트 피하기

원푸드 다이어트는 절대 금물이다. 물론 여러 가지 다양한 메뉴를 챙겨 먹으면서 건강하게 다이어트하기가 쉽지만은 않다. 하지만 탈모 예방을 위해 반드시 음식을 골고루 먹어야 한다. 특히 단백질은 꼭 챙겨 먹자. 이때 몸에 좋은 불포화지방산(아보카도, 올리브유, 견과류, 생선 등)과 잡곡밥과 같이 단순 탄수화물이 아닌 복합 탄수화물을 챙겨 먹는 것이 좋다.

원형탈모

원형탈모는 자가면역 질환이다. 우리 몸의 면역계가 내 모발을 공격하면서 머리카락이 빠지는 것이다. 다이어트를 하다 보면 몸이 약해져 쉽게 감기에 걸리는 등 면역력이 약해질 수 있다. 과로하면 건강이 나빠지고 질병에 취약해지듯이 다이어트도 몸에 스트레스가 되기 때문이다. 일시적으로 면역력이 약해지면 원형탈모 등 다양한 증상이 생길 수 있다.

예방법 – 전문가 상담

원형탈모가 생기면 일단 병원에 내원하여 전문가의 상담을 받는 것이 좋다. 원형탈모는 생겼다가 없어지기도 하지만 치료받지 않고 방치하면 굉장히 오랫동안 남고 이후에는 더욱 심해져 다발성 원형탈모, 전두성 원형탈모, 사행성 원형탈모가 생길 수 있다.

안드로겐성 탈모

안드로겐성 탈모는 흔히 보는 일반 탈모, M자, O자 탈모다. 남성호르몬인 테스토스테론Testosterone은 5-알파 리덕테이즈5-a reductase란 효소에 의하여 디하이드로테스토스테론Dihydrotestosterone, DHT으로 변환된다. 이 디하이드로테스토스테론이 모낭을 수축시켜 모발이 얇아지고 결국 탈모를 유발하는 것이다. 다이어트를 하면서 몸이 약해지거나 스트레스를 받으면 DHT가 활성화되어 머리가 더 빠질 수 있다.

예방법 – 전문가 상담 후 치료

휴지기 탈모와 달리 유전적 영향이나 기타 안드로겐성 탈모 소인이 있는 경우 다이어트 후 머리카락이 더 빠진 것이기 때문에 원상 회복이 더디거나 복구가 어렵다. 육안상으로 휴지기 탈모와 구분하기가 어려워 이렇게 탈모가 온 경우에는 빠르게 병원에 내원해 치료받아야 한다. 그렇지 않으면 반영구적으로 모발이 적어지거나 빈 부분이 많아질 수 있다.

다이어트를 하면 면역력이 떨어지나요?

면역력 높여주는 다이어트 방법

코로나19로 인해 면역력에 대한 관심과 중요성이 높아졌다. 다이어터들도 체중 감량과 더불어 면역력이 저하되지 않을지 걱정하는 경우가 많다. 만약 다이어트로 인해 면역력에 문제가 생겼다면 잘못된 다이어트 방법이 원인일 수 있다.

체중 감량과 면역력 사이에는 매우 밀접한 관련이 있다. 더블린 대학의 면역학 박사 리디아 린치Lydia Lynch 교수에 따르면 "매우 흔한 면역 세포인 '아이앤케이티 셀Invariant natural killer T cell, iNKT cell(불변자연살생T세포)'은 체중 감소를 조절하는 데 매우 중요한 역할을 한다"고 한다. 또한 미국 육군 의사들이 2011년에 한 연구에 따르면 고강도의 신체활동과 다이어트가 병행될 때 면역력이 매우 떨어져 바이러스에 대한 저항력이 크게 약해진다고 한다. 그래서 다이어트 중 고강도 운동, 마라톤 등은 하지 말 것을 권고한다. 더블린 대학UCD 콘웨이 연구소의 내분비학자인 도날 오 쉐어 교수Donal O'Shea는 "면역계가 체중 조절의 40%를 차지하므로 면역계가 튼튼하지 않은 사람은 살이 잘 안 빠질 수 있다"고 말한다.

이처럼 다이어트와 면역력은 밀접한 관계가 있다. 그렇다면 우리가 흔히 범하고 있는 나쁜 다이어트에 대해, 그리고 면역력을 지키면서 살도 빼는 다이어트 방법에 대해 알아보자.

면역력을 떨어트리는 다이어트 방법

무작정 굶는 다이어트

다이어트하면서 가장 많이 저지르는 잘못은 무작정 굶는 것이다. 살을 빼고 싶은 마음에 배가 안 고프면 굶고 그러다 가끔 폭식하고 또 죄책감에 굶는 등 무계획적으로 아무 때나 굶는 것이다. 본인은 간헐적 단식을 했다고 주장하지만 실상은 다르다. 간헐적 단식은 시간을 딱 맞춰서 계획적으로 해야 한다. 대중없이 굶으면 우리 몸은 언제 음식을 먹을지, 언제 쉬어야 하는지, 언제 일해야 하는지를 알 수 없어 건강이 나빠지고 면역 기능이 제대로 작동하지 못한다.

급격한 감량과 요요 현상을 반복하는 다이어트

체중은 면역력과 매우 깊은 관계가 있어 한꺼번에 너무 많이 빼는 것은 좋지 않다. 면역력이 떨어지게 되면 앞서 밝혔듯이 원형탈모나 생리불순이 발생할 수 있다. 반대로 체중 증가도 면역력과 관계가 있다. 몸무게가 고무줄처럼 왔다 갔다 해서 빠지고 찌기를 반복하는 것도 몸에는 큰 부담을 주게 된다.

원푸드 다이어트

굶지는 않지만 원푸드 다이어트로 영양소 섭취가 편중되는 것도 좋지 않다. 챙겨 먹기 귀찮아서 고구마만 먹는다거나 선식만 먹는 등 음식 하나만 먹으며 살을 빼는 건 정말 무모한 다이어트 방법이다. 한 가지 음식만 먹는 경우 영양이 현저히 부족하기 때문에 면역력이 제대로 작동할 수가 없다.

무리한 다이어트

다이어트 중에 과로를 하거나 또는 운동을 너무 지나치게 하면 면역력에 문제가 생길 수 있다. 다이어트로 인해 우리 몸은 이미 충분한 부담을 느끼고 있는데 거기에 추가적으로 부담을 주게 되면 면역 시스템에 과부하가 온다. 평소에 괜찮던 생활 습관이나 운동도 다이어트 중에는 무리가 될 수 있다.

면역력을 높이는 다이어트

충분한 휴식과 규칙적인 음식물 섭취

다이어트할 때에는 평소보다 더 많은 휴식을 취하고 피로감이 없을 때까지 충분하게 쉬어야 한다. 또한 본래보다 더 많은 시간을 자야 하고 더 일찍 잠자리에 드는 것이 좋다. 또 규칙적인 식사와 다양한 영양소를 골고루 섭취해야 한다. 규칙적인 식사는 신진대사를 원활하게 하고 소화기에 부담을 줄여준다. 적절한 식사량을 유지하면서 밥, 채소 나물, 단백질 반찬 등을 챙겨 먹고 필요에 따라 영양제를 추가로 복용하는 것이 좋다.

과도한 운동 피하기

운동을 과하게 하지 않는 것이 좋다. 다이어트를 하면 몸이 피로해지기 때문에 과한 운동은 오히려 독이 될 수 있다. 또 체중 감량에서 운동이 차지하는 부분은 20% 이하이기 때문에 운동을 너무 많이 할 필요도 없다. 스트레칭이나 가볍게 몸을 풀어주는 정도만 해도 충분하다.

충분한 유지 기간으로 요요 현상 방지

다이어트 후 유지 기간을 길게 잡고 요요 현상이 반복되지 않도록 해야 한다. 다이어트는 아무리 잘해도 면역계에 부담을 줄 수밖에 없기 때문에 최대한 짧게 무리하지 않도록 하자. 감량은 한 달에 체중의 3%

정도 하면 된다. 5%가 넘으면 몸에 부담이 오고 면역력이 약해진다. 체중을 줄인 후에 유지 기간을 잡지 않아서 바로 요요 현상이 오도록 방치하는 것도 면역계에 큰 부담을 주므로 다이어트 후에는 일정 기간 관리가 필요하다.

PART 7.

지속 가능한 다이어트

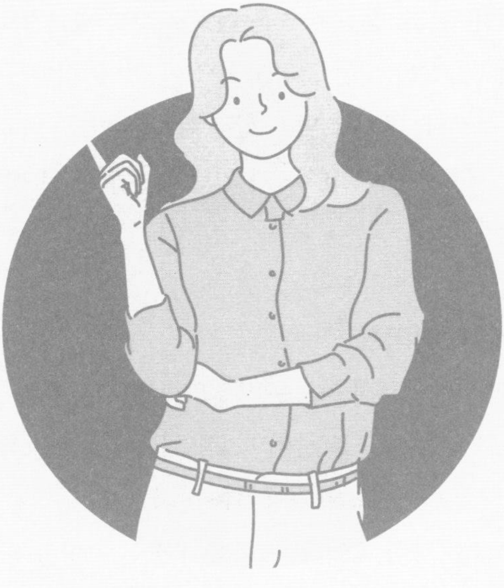

다이어트 어떻게 해야 성공할까?

스파르타식 vs 여유로운 다이어트

다이어트 방법은 여러 가지가 있지만 강도 측면에서는 크게 두 가지로 분류할 수 있다. 먼저, 운동은 죽을 정도로 하고 밥과 같은 탄수화물은 아예 끊고 닭가슴살만 먹는 고강도 방식이 있다. 이를 '스파르타식 다이어트'라고 부르자. 반대로 먹고 싶은 음식은 어느 정도 먹고 운동 강도도 느슨한 '여유로운 다이어트'가 있다. 두 다이어트 방법 중 어떤 쪽이 더 유리할까?

스파르타식 다이어트

스파르타식 다이어트의 특징은 세 가지다. 더는 못할 정도의 강도로 운동하고, 먹는 양을 극도로 줄이며, 식단을 매우 철저히 관리하는 것이다. 스파르타식 다이어트의 문제점을 살펴보자.

첫째, 운동을 무작정 많이 한다고 해서 살이 그만큼 빠지는 건 아니다. 앞서 언급한 '한계효용 체감의 법칙'으로 인해 노력이 많아져도 돌아오는 결과는 적어진다. 운동량과 체중 감량은 정비례하지 않기 때문에 스스로 가장 좋은 황금 비율을 찾는 게 효율적이다.

둘째, 섭취 칼로리가 너무 적으면 오히려 건강에 해가 된다. 하루 1,500kcal는 유지해야 건강을 지킬 수 있다.

셋째, 식단 관리를 철저하게 하는 건 좋지만 극단적인 수준은 피하는 것이 좋다. 예를 들어 탄수화물을 아예 끊을 경우 탈모가 발생할 수도 있으므로 저탄고지 다이어트를 할 때에는 제대로 공부하고 바르게 실행해야 한다.

스파르타식 다이어터들의 말

스파르타식 다이어트를 선호하는 이들은 '처음에 강도를 높여서 감량의 재미를 좀 봐야 한다'고 이야기한다. 어느 정도 공감이 가는 말이다. 다이어트 초반에 바라던 결과가 나와야 더 열심히 할 수 있기 때문이다. 특히 성격이 급한 다이어터라면 초반부터 일정 부분 성과를 내고 싶을 것이다.

'일단 쫙 빼고 쭉 유지하겠다'는 이유도 꽤 그럴듯하다. 고강도로 시작해서 빨리 감량하고 나중에는 슬슬 편하게 다이어트하겠다는 뜻이다. 하지만 고강도 다이어트가 꼭 빠르게 체중을 감량한다는 의미는 아니다. 여유를 두고 현명하게 하는 다이어트가 '느린 감량'이 아닌 것과 마찬가지다. 스파르타식으로 다이어트할 경우 대부분 요요 현상을 겪는다.

여유로운 다이어트

여유로운 다이어트는 스파르타식 다이어트에 비해 강도나 방법 면에서 관대하다. 평소 먹는 것과 양을 비슷하게 유지하되, 간식을 줄이고 야식을 먹지 않는 등 견딜 수 있는 정도의 변화를 준다. 운동은 아예 하지 않든지 아니면 너무 힘들지 않을 정도로만 하며, 먹는 양을 줄이더라도 먹는 음식 종류나 시간은 그대로 유지한다. 그렇다면 그 결과는 어떨까?

첫째, 자신이 견딜 수 있는 부분에서 약간의 변화를 주는 건 분명 효율적이다. 꾸준하게 유지할 수 있으므로 조금씩 방법과 기간을 확장하는 게 가장 좋다.

둘째, 체중 감량에 있어서는 식이요법이 80%를 차지하므로 운동은 가볍게 몸을 풀어줄 정도로만 것이 좋다.

셋째, 야식으로 치킨 한 마리 먹던 거를 반 마리로 줄이는 게 아예 치킨을 끊는 것보다 쉽다. 치킨을 아예 먹지 않고 당근만 먹는 것은 괴로울 수밖에 없다. 일단 음식의 종류나 식사 시간대는 그대로 유지하면서 양만 줄여보자. 힘들지만 야식은 아예 끊는 것이 좋다.

관대한 다이어터들의 말

여유로운 다이어트를 선호하는 이들은 '고강도로 다이어트하면 유지하지 못해서 요요가 오기 쉽다'고 이야기한다. 강도 높게 하는 것까지는 좋은데 유지에 실패할 확률이 높다는 것이다. 또 '고강도로 하면 건강이 상한다'고도 말한다. 역시 동의하는 부분이다. 다이어트 강도를 너무 높여버리면 몸에 부담이 올 가능성이 높으므로 건강을 유지하면서 진행하는 것이 바람직하다.

그럼 어떤 방법이 더 좋을까?

약한 강도로 시작하자

스파르타식과 여유로운 방식 중 자신에게 맞는 방법이 무엇인지 모르겠다거나, 둘 다 경험하고 싶다면 우선 관대한 다이어트를 먼저 시도해보자. 여유롭게 다이어트를 해보다가 맞지 않으면 강도를 점점 올려가면 된다. 이는 샤워할 때 물 온도를 조절하는 것과 비슷하다. 일단 미지근한 물로 몸을 적신 다음 점점 온도를 높이는 것이다. 특히 평소 체력이 약한 사람에게는 문제가 될 수 있으므로 약한 강도부터 시작하자. 반대로 평소 체력이 강한 사람이라면 강도를 계속 올리면 된다.

선호하는 방식이 곧 옳은 방법이다

100명의 사람이 있다면 100개의 다이어트 방법이 있다. 그래서 완벽한 다이어트 방법은 없다. 보편적인 큰 전제나 기초 지식을 기본으로 하지만 실제로 적용할 때에는 모든 사람에게 같은 방식을 적용할 수가 없다는 뜻이다. 저마다 타고난 게 다르기 때문이다.

운동도 자기한테 맞는 강도가 있다. 어떤 사람은 10분 정도 유산소 운동을 하고 요가 한 시간 정도 하면 딱 좋은데, 갑자기 유산소를 20분으로 늘리면 금방 지쳐서 운동 자체를 관두게 된다. 반대로 두세 시간 강도 높게 헬스를 하던 사람에게 딱 10분만 운동하라고 하면 급격하게 흥미를 잃을지도 모르는 일이다.

타고난 차이도 있지만 행복의 기준도 사람마다 다르다. 스파르타식으로 하는 쪽은 멋지게 변화하는 스스로의 몸매를 보며 행복함을 느낀다면, 여유롭게 하는 쪽은 적당한 식단과 운동을 병행하는 것 자체에 행복감을 느낄 수도 있다.

트라밸을 중시한다면 여유롭게

일과 삶의 균형을 맞추는 '워라밸'과 마찬가지로 다이어트와 라이프 밸런스인 '트라밸'을 중시한다면 여유로운 다이어트 방법을 추천한다. 감량 속도를 염두에 두지 말고 느긋한 마음으로 시작하고 유지하자. 죽을 듯이 운동하고 거의 굶었는데 살이 안 빠진다며 고민하는 이들이 많은데 이런 경우 운동을 쉬거나 먹는 양을 늘려야 살이 빠질 수 있다. 내가 잘못하고 있는 게 아닌가 계속 불안해할 필요는 없다. 속도나 강도를 선택할 때에는 나와 어떤 것이 맞는지부터 따져보면 된다.

체지방 감량 지향점이 높다면 고강도로

만약 본인의 체지방 비율 목표가 굉장히 높은 편이라면 결국에는 고강도 다이어트가 필요하다. 처음부터 고강도로 시작하거나 자기 사정에 맞춰서 강도를 점점 올려야 한다. 갈라진 근육이나 멋진 몸매를 원한다면 관대한 방법으로는 어림도 없다.

가장 먼저 끊어야 할 음식

살찌게 하는 최악의 음식 다섯 가지

다이어트를 시작하는 사람들은 가장 먼저 "무엇을 먹어야 할까?" 고민한다. 하지만 무엇을 먹느냐만큼 중요한 것은 어떤 음식부터 끊느냐다. 본격적인 식단 조절을 하기 전에 잘못된 음식 습관으로 망가져 있는 우리 몸을 회복시키는 과정이 필요하다.

자신의 식습관을 한번 살펴보자. 하루에 가장 많이 먹는 것은 무엇인가? 배고플 때 어떤 음식부터 찾는가? 무의식적으로 달게 먹지는 않는가? 질문에 스스로 답하다 보면 왜 살이 찌는지, 어떤 음식부터 줄여야 살이 빠질지 어느 정도 가늠이 된다. 그래도 잘 모르겠다면 다이어트할 때 가장 먼저 끊어야 할 음식을 살펴보고 지금 당장 실천해보자.

살찌게 하는 음식 다섯 가지

첫째, 달콤한 음료

다이어트를 결심한 사람들이 가장 끊기 어려워 하는 음식은 바로 단맛의 음료다. '음료가 얼마나 살이 찌겠어?'라는 생각에 소홀하기 쉽지만 체중 증가에 가장 큰 역할을 한다. 가장 대표적으로 콜라와 사이다 같은 탄산음료부터 중독성이 강해 습관처럼 마시게 되는 인스턴트 커피, 커피 전문점의 시럽 많이 들어간 캐러멜 마키아토나 우유가 들어가 카페라테, 편의점에서 쉽게 접하는 커피우유와 딸기우유, 두유 등이다.

운동 후 마시는 이온음료도 여기에 포함된다. 내가 마시는 음료 중 단맛을 내는 음료는 모두 끊어야 한다고 생각하면 된다.

이 음료들의 공통점이 있다. 당류, 즉 설탕이 많이 들어간다는 것이다. 콜라의 경우 무게의 10%가 당류다. 대부분의 무게가 수분일 것을 생각하면 물을 제외하고 구성 성분 대부분이 설탕이란 이야기다.

단맛 음료는 칼로리가 높은 반면 영양소는 없다. 갈증이 나서 마시면 갈증이 해소되는 게 아니라 오히려 더 심해지는 게 함정이다. 또 중독성이 강해 마실수록 더 찾게 되기 때문에 다이어트할 때 가장 먼저 끊어야 한다.

둘째, 밀가루 음식

분식의 대표 주자인 떡볶이, 국수, 빵 등 밀가루 음식은 당질 함량이 높아서 혈당 상승 폭이 무척 빠르다. 또 밀가루를 섭취하면 글루텐이 장내 세균에 의해 엑소르핀Exorphine이라는 마약과 유사한 성분으로 변하는데 이 성분이 뇌에 작용해 밀가루 음식을 더 찾게 만든다.

밀가루 음식은 주 성분이 탄수화물이다 보니 단백질에 비해 포만감이 적고 또 금방 사라진다. 그리고 양념과 같이 먹는 경우가 대부분이라 살찌는 식재료와의 조합이 많은 편이다. 쌀 떡볶이의 경우 밀가루가 아니어서 괜찮다고 생각할 수 있지만 마찬가지로 해롭다.

밀가루 음식을 끊기 어려운 이유 중 하나는 준비나 요리가 간단해 배고플 때 곧바로 먹을 수 있다는 점이다. 또 저장이 쉬워 두고두고 먹는다는 점 때문에 끊기 더욱 힘들다. 빵과 떡 등이 대표적이다.

셋째, 술

술은 그 자체로는 살이 거의 안 찌는 것이 사실이다. 술의 알코올은 지방 전환률이 5%밖에 안 된다. 하지만 술을 마시게 되면 우리 몸은 알코올을 먼저 분해하느라 지방, 탄수화물 분해를 미루게 된다. 즉, 술과 함께 먹은 음식들이 그대로 흡수된다는 뜻이다. 보통 체형의 건강한 남성이 알코올을 분해하는 데 걸리는 시간은 소주 1병(360ml)의 경우 7~10시간, 캔 맥주 1캔(350ml)의 경우 2~3시간 정도 소요된다.

만약 술을 마시고 싶고 살도 찌기 싫다면, 술을 제외한 음식은 일절 먹지 말아야 한다. 알코올중독자들은 술만 마시기 때문에 몸이 완전히 마른 경우가 대부분이다. 살은 빠질지 몰라도 몸이 상하기 때문에 술만 마시는 행동은 절대 해서는 안 된다.

넷째, 튀김

튀긴 음식의 경우 지방 함유량이 많기 때문에 다이어트 시 당연히 끊어야 한다. 요즘 탄수화물을 극히 줄이고 지방만 먹어서 살을 빼는 '저탄고지'라는 다이어트 식단이 유행하면서, 튀김류도 괜찮다고 생각하는 경우가 많다.

저탄고지 다이어트를 제대로 하고 싶다면 탄수화물을 아예 먹지 말아야 한다. 그런데 탄수화물을 먹고도 탄수화물을 줄이거나 끊었다고 착각하기 쉬운 게 문제다. 초콜릿이나 과자, 밥을 안 먹고 채소만 먹었기 때문에 저탄고지를 철저하게 지켰다고 생각할 수 있는데, 채소에도 탄수화물이 포함되어 있다. 과일의 과당도 탄수화물이다.

저탄고지를 철저하게 지켜서 탄수화물을 안 먹는다고 하더라도 튀김류는 역시 좋지 않다. 저탄고지에서 먹어도 되는 지방은 튀김류에 들어 있는 트랜스지방이 아니라 자연에서 오는 양질의 지방산이란 점을 명심하자.

다섯 번째, 라면

앞에서 말한 밀가루 음식과 튀김을 합쳐놓은 것이 바로 라면이다. 사실 이와 비슷한 조합의 음식은 많다. 밀가루와 기름 덩어리인 피자도 여기에 해당된다. 이러한 고탄수화물 고지방 조합 음식은 다이어트 시 절대 먹으면 안 된다. 특히 라면은 집에 쟁여두고 언제든 간단하게 끓여 먹을 수 있기 때문에 정말 최악의 음식 중 하나다.

줄이기보다 당장 끊기

단 음료와 밀가루 음식의 경우는 점차 줄이는 것보다 아예 끊는 게 가장 좋다. 중독성이 있어서 먹으면 먹을수록 더 당기기 때문이다. 일단 음식에 대한 집착이 없어져야 체중 조절이 가능하다. 끊어야 할 음식들은 아예 사지도 말고 집에 저장해두지 않는 것이 가장 좋은 방법이다. 만약 참는 게 너무 힘들다면 대체품을 찾는 방법을 추천한다. 라면을 건면으로 대체한다든지, 빵 중에서도 당분과 지방 함량이 적은 것을 먹거나 버터나 과일 잼보다는 올리브유 등 식물성 기름과 함께 섭취하는 것이 좋다. 다이어트는 무엇을 어떻게 먹느냐보다 무엇을 안 먹느냐가 더 중요하다.

반드시 먹어야 하는 음식

의외로 끊으면 안 되는 음식

다이어트할 때에는 먹지 말아야 할 음식부터 정해야 한다. 체중 감량을 위해 식이 조절이 가장 중요하기 때문이다. 하지만 무작정 먹지 않는 것에만 초점을 두면 정작 먹어야 하는 것들까지 놓치는 경우가 생긴다. 그러다가 다이어트 유지는 물론 이후 건강까지도 해칠 수 있다. 다이어트를 할 때 절대 끊으면 안 되는 음식이 무엇인지 알아보자.

반드시 먹어야 하는 음식 세 가지

첫째, 밥

다이어트를 할 때 반드시 먹어야 할 음식은 바로 밥이다. 상담하다 보면 밥은 안 먹고 대신 고구마를 먹고 있다는 경우가 많다. 하지만 고구마와 밥의 칼로리는 거의 차이가 없다. 탄수화물 함량도 비슷하고 당류는 오히려 고구마가 더 높다. 밥이 꼭 나쁘기만 한 건 아니다.

쌀은 탄수화물이므로 살 빼는 데 도움이 전혀 안 된다고 여기는 경우가 대부분이지만, 탄수화물이라고 해서 다 같은 탄수화물이 아니다. 오히려 끊어야 할 탄수화물은 당류나 밀가루 음식처럼 쉽게 소화 흡수되어 혈당을 빨리 오르게 하고 칼로리가 높은 음식들이다. 쌀은 미네랄, 섬유질 등이 풍부해서 여러 영양소를 보충해준다. 발터 롱고 박사는 어떤 민족이든 자기 선조들이 먹었던 음식을 먹었을 때 자가면역성 소화기 질환에 걸릴 가능성이 가장 낮다고 말한다. 우리 한국 사람들에게 쌀이 바로 그러한 음식이다.

그래도 흰쌀밥이 마음에 걸린다면 현미 등 잡곡을 섞어 잡곡밥을 먹는 방법을 권한다. 잡곡을 섞을 경우 영양도 더욱 보충된다. 밥을 끊고 다이어트를 하는 것은 한국 사람에게 비현실적일 뿐만 아니라 계속 유지하기도 힘들다.

〈찐 감자, 찐 고구마, 흰쌀밥의 영양성분표〉

구분	찐 감자	찐 고구마	흰쌀밥
에너지(kcal)	80	157	168
단백질(g)	2.11	1.1	2.6
지질(g)	0.09	0.15	0.5
탄수화물(g)	18.17	37.91	36.7
총 당류(g)	0	14.48	0.2
총 식이섬유(g)	1.6	3.4	0.5
혈당지수(GI)	93.6	70.8	85
혈당부하지수(GL)	17.007	26.84	44

둘째, 물

다이어트를 하다 보면 몸이 부을 수가 있다. 또 체중이 줄지 않으면 '내가 어제 물을 좀 많이 마셔서 그런가?'라며 물 섭취량을 줄이기도 한다. '물을 마시고서 체중을 쟀는데 1~2kg이 불어 있더라, 다이어트할 땐 물을 많이 먹어야 한다고 해서 열심히 마셨더니 다음 날 체중이 전혀 줄지 않더라'는 경우가 상당히 많다. 하지만 물은 지방분해를 위해 반드시 마셔야 한다.

살이 빠진다는 건 체지방이 빠진다는 의미다. 혹여 물을 마셔서 실제로 체중이 늘더라도 아무 문제가 없다. 물로 인해 체지방이 늘어난 것은 일시적으로 부은 것으로 결국 몸무게는 원래대로 돌아간다. 다이어트에 물이 반드시 필요한 이유는 지방을 분해하는 데 우리 몸이 물을 사용하기 때문이다. 다이어트는 신진대사를 활성화하는 과정이고 이때 반드시 물이 필요하다. 그리고 물을 충분히 마시지 않으면 건강에도 이상이 생기기 때문에 꼭 하루 2L 이상 마시길 권한다.

셋째, 고기

다이어트를 하는 이들의 이야기를 들어 보면 고기는 아예 입에도 안 댄다고 하는 경우가 많다. 물론 고기를 많이 먹을 필요는 없지만 그렇다고 해서 고기를 아예 끊어서는 안 된다. 만약 식단의 80~90% 정도를 채소 위주로 했다면 10~20%는 고기를 먹어도 괜찮다. 채소에는 필수아미노산이 부분적으로만 들어 있다. 반면 육고기나 생선에는 필수아미노산이 모두 포함되어 있다.

고기에 포함된 지방이 걱정된다면 돼지고기, 소고기 같은 붉은 고기보다 닭고기 같은 백색 고기를 먹으면 된다. 육고기의 경우 조리 방법에 따라 지방을 많이 줄일 수 있다. 그래도 육고기가 부담스럽다면 등푸른생선을 먹는 것도 좋다. 새우, 오징어 같은 단백질 풍부한 해산물도 추천한다.

건강한 다이어트가 가장 잘 빠지는 방법

사람들이 다이어트 중 밥을 먹지 않는 이유가 또 있다. 끼니마다 밥을 짓고 여러 가지 반찬을 골고루 곁들이기가 쉽지 않기 때문이다. 잡곡밥보다 고구마가 더 맛도 좋고 간편하다. 물도 마찬가지다. 자주 챙겨 마시기 귀찮고 많이 마시면 자주 소변을 봐야 하고 맛이 없어서 술술 안 넘어간다는 핑계가 많다. 귀찮거나 힘들어도 필요한 건 반드시 해가면서 다이어트하는 게 건강에 좋고 길게 보면 결국 살을 더 잘 빼는 방법이다.

다이어트 잡학사전 13

다이어트엔 물이 필수

다이어트할 때 물을 정말 많이 마셔야 되느냐고 물어보는 사람이 많다. 결론부터 이야기하자면 다이어트를 할 때는 물을 마시는 것이 매우 중요하다. 간혹 물만 마셔도 살찐다는 사람도 있는데 단연코 물만 마셔서 살찌는 경우는 없다. 물을 마셨을 때의 부기를 살로 착각하는 경우가 대부분이다.

물이 다이어트에 좋은 이유

물을 마시면 지방연소율이 올라간다. 찬물을 마시면 열생산이 되면서 조금이라도 살이 덜 찔 수 있다. 하지만 소화기가 좋지 않거나 평소 아랫배가 찬 하복냉증이 있다면 미지근한 물을 마시는 것이 좋다.

또 물을 마시면 식욕이 줄어든다. 식사 전이나 식사 중에 반 컵 정도 물을 마시면 포만감이 들어 식사량이 줄게 된다. 이 방법은 젊은이보다는 중장년에게 더 효과적이다.

다이어트로 몸 안에 수분이 부족해지면 대장 안에 변이 머금고 있는 수분을 빼앗는다. 그래서 변 부피가 줄어들고 딱딱해져 변비가 발생한다. 다이어트할 때 물을 마시면 다양한 증상을 예방할 수 있는데 특히 변비에 좋다.

물을 마시는 방법

반드시 마셔야 하는 물 양이 정해진 건 아니다. 사람마다, 체질마다, 기후마다, 또 그 사람이 일하고 생활하는 환경에 따라 다르다. 세계보건기구를 기준으로 성인은 하루 2L 정도를 마시면 적당하다. 하지만 더위로 땀을 많이 흘릴 때는 4.5L까지 마셔도 괜찮다. 그리고 다이어트 중에는 3L 정도의 물을 마시는 것을 추천한다.

간혹 맹물은 도저히 못 마시겠다며 커피, 다이어트 콜라, 차를 물 대신 마시는 사람이 있는데 음료보다 물을 마신 사람이 평균 9% 이상 칼로리 흡수가 적어 다이어트에 효과가 있다는 것이 실제 연구로도 밝혀졌다.

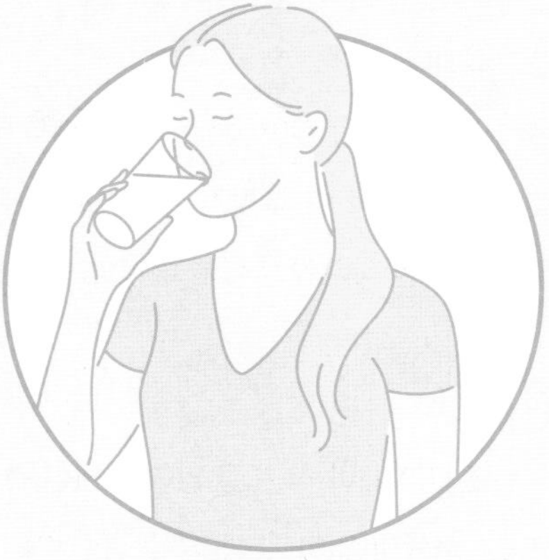

황금기 다이어트에 도전해볼까

황금기 다이어트의 꿀팁

생리 중에 다이어트해도 될까? 특히 생리 직후 일주일, 황금기 기간 동안 살이 더 잘 빠진다던데 정말일까? 많은 여성들이 궁금해하는 부분이다. 또 생리주기 때문에 다이어트하기 어렵다는 여성도 많다. 생리 중에는 체온이 떨어지고, 수분과 혈액 손실로 인해 몸이 쉽게 피로해진다. 이때 무리하게 운동하거나 식단을 제한하면 신진대사가 저하되고, 심한 피로감과 부종이 발생할 수 있다. 생리 기간 동안 너무 힘이 든다면 무리하게 다이어트를 진행하지 말고, 황금기를 위한 준비 기간으로 두고 다이어트를 잠시 쉬도록 하자.

황금기 전후의 생리 단계별 특징

생리 전 일주일

생리 후 일주일 동안 뺐던 체중이 다시 붙을 수 있는 위험한 시기다. 황체호르몬인 프로게스테론 분비가 늘어나면서 식욕이 폭발하고 스트레스가 증가한다. 황체호르몬은 난소에서 생성되는 호르몬으로 착상 등 자궁 기능을 돕지만 지방분해 효소 작용을 억제하고 수분저류를 일으켜 복부, 허벅지, 엉덩이 등을 붓게 만든다.

이 기간에는 뇌에서 분비되는 행복 호르몬인 세르토닌의 수치가 낮아져 먹으면 바로 기분이 좋아지는 고탄수화물에 대한 욕구가 높아진다. 그래서 과자나 초콜릿처럼 단 음식, 맵고 짠 음식이 당기는데 과도한 당분과 식물성 기름이 많은 음식을 먹게 되면 몸이 더 붓고 생리통이 심해질 수 있다. 식욕 억제에 도움이 되는 견과류나 토마토, 귀리, 곤약 등을 먹거나 도저히 못 참겠다면 저열량 두유, 다크초콜릿, 비건 디저트 등으로 식욕을 어느 정도 해소해주는 게 좋다. 또 가벼운 유산소 운동을 통해 기분을 풀어주는 것도 필요하다.

생리 중 일주일

생리가 시작되면 황체호르몬 분비가 감소하면서 식욕은 사라지지만 신진대사는 원활하지 못하다. 몸이 무겁고 체력도 저하되므로 무리한 운동은 피하고, 몸을 따듯하게 해 부종을 완화시키며 혈액순환에 좋은 스트레칭 위주로 운동하자.

또한 수분과 혈액이 손실되므로 철분과 단백질이 풍부한 소고기, 달걀, 고등어, 해조류 등을 섭취하면 좋다. 철분 흡수를 돕는 비타민 C가 풍부한 시금치 등의 채소도 곁들여 먹으면 효과적이다. 일시적으로 불어난 체중은 생리 후 다시 원상태로 돌아오니 크게 걱정하지 말자.

배란기

황금기가 끝나고 황체호르몬 수치가 올라가면서 식욕이 다시 왕성해지는 시기다. 생리 일주일 전까지 뺐던 살을 유지하는 것이 중요하다. 황금기 때의 식단을 유지하되 탄수화물, 단백질, 지방을 골고루 섭취하는 것이 좋다. 배란기 때는 신체적으로 강해지지만 다치기 쉬우니 무리한 운동은 피하도록 하자. 황금기 때 운동을 병행했다면 배란기 때 요요 현상이 쉽게 오진 않는다. 그러나 운동 없이 황금기를 보냈다면 과식과 폭식이 이어질 수 있으므로 적당한 식사량을 유지하자.

<생리주기에 따른 호르몬 수치>

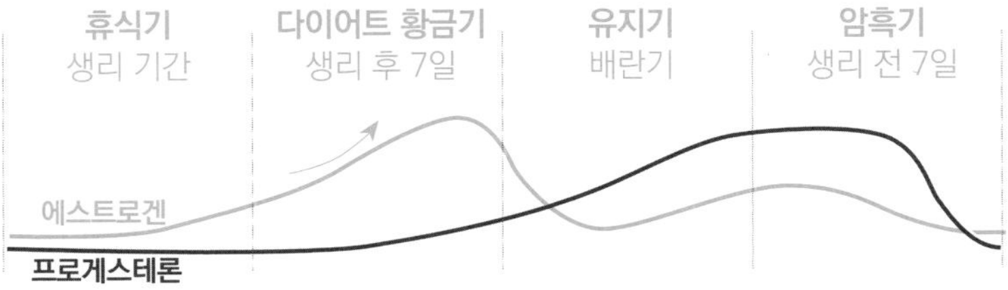

구분	특징	관리 방법	추천 음식
휴식기	• 신진대사 및 체력 저하 • 스트레스에 민감 • 다이어트 효과 감소	• 가벼운 운동 • 혈액순환 철분 관리	• 고등어, 해조류로 철분 보충
황금기	• 신진대사 활발 • 지방 축적 더딤 • 다이어트 효과 높음	• 강도 높은 운동	• 닭가슴살, 고구마 등
유지기	• 신진대사 불균형 • 지방 축적 시작 • 황금기 몸 유지	• 가벼운 유산소 운동 • 적절한 식사량 조절	
암흑기	• 지방 축적 활발 • 식욕 폭발	• 부종 관리 • 단것, 염분 제한 • 과식 및 폭식 주의	• 포만감이 큰 견과류, 토마토

황금기에 살이 빠지는 이유

황금기는 생리 후부터 배란 전까지, 약 1~2주 동안 살이 잘 빠져서 '황금과 같은 다이어트 시기'라는 뜻으로 붙여진 이름이다. 실제로 생리가 끝나면 몸이 평소보다 가벼워지는 느낌이 드는 것도 이 때문이다.

신진대사는 활발, 지방 축적은 감소

생리 후 여성호르몬이 균형을 이루면서 신진대사가 활발해지고 노폐물 배출도 잘 이루어진다. 또 생리 전 살을 찌게 만들었던 프로게스테론 수치가 낮아지면서 식욕이 감소하고 피하지방이 잘 쌓이지 않아 지방을 뺄 최상의 조건이 된다.

인슐린 민감도 최고치

인슐린 민감도가 높다는 말은 몸에서 탄수화물을 잘 사용한다는 의미다. 생리 후에는 에너지 소모가 크기 때문에 탄수화물을 충분히 섭취해야 한다. 단 현미나 고구마와 같이 정제되지 않으면서 섬유질이 많은 건강한 탄수화물 위주로 먹는 것이 좋다.

식욕이 떨어진다

생리 후 에스트로겐은 다시 정상 수치로 올라간다. 이 수치가 안정되면 우리 몸은 음식 섭취가 충분하다고 받아들인다. 그래서 더 먹을 필요가 없다고 느껴지고 식욕이 떨어지며 지방분해도 촉진된다.

황금기 다이어트 식단

균형 잡힌 식단이 중요하다

생리 중에 일어난 수분과 혈액 손실로 인해 생리 후에는 체내 영양소가 부족하고 몸이 많이 허약해진 상태다. 이때 불균형한 식단을 먹게 되면 생리불순이 생기거나 빈혈, 무월경, 골다공증을 유발할 수 있다. 탄수화물, 단백질, 지방을 골고루 섭취하면서 비타민, 철분, 칼슘 같은 미네랄도 챙겨 먹는 것이 좋다.

식이섬유가 풍부한 탄수화물을 먹는다

황금기에는 지방분해가 활발해지면서 탄수화물 소모가 늘어나므로 탄수화물을 충분히 섭취해야 한다. 빵이나 과자 같은 정제 탄수화물은 피하고 식이섬유가 풍부하면서 정제되지 않은 오트밀, 현미, 고구마, 렌틸콩, 채소 같은 탄수화물이 좋다.

충분한 단백질과 식물성 불포화지방산을 섭취한다.

황금기에는 지구력과 근력이 강해져 강도 높은 운동도 가능하다. 운동량을 늘리거나 강도를 높이는 경우 달걀, 닭가슴살 같은 동물성 단백질을 충분히 섭취해야 한다. 황금기 다이어트에서 충분한 단백질 섭취를 강조하는 이유는 여성호르몬 에스트로겐 때문이다. '천연 에스트로겐'이라고 불리는 콩, 잡곡밥, 두부, 무첨가 두유, 콩물 등이 특히 좋다.

또 호르몬 분비를 위한 지방 섭취도 필요하다. 지방 중에서도 카놀라유, 올리브유, 견과류, 아보카도 등 식물성 불포화지방산이 좋다.

황금기 다이어트 운동과 수면

황금기 때에는 운동이 필수

황금기에 에스트로겐 수치가 높아 운동할 때 고통을 덜 느끼게 된다. 그래서 지구력이 증진되어 오랫동안 운동할 수 있고, 또 근력이 강해져 평소보다 강도 높은 운동도 가능하다. 운동과 식이요법을 병행하면 다이어트 효과를 극대화해 체중 감량은 물론 체지방까지 효과적으로 감량할 수 있다. 달리기, 줄넘기, 에어로빅과 같은 유산소운동과 근력운동을 병행하는 것을 추천한다.

체중 감량 효과를 위한 수면

마지막으로 황금기 다이어트에서 꼭 필요한 것이 바로 충분한 수면이다. 수면이 다이어트에 도움된다는 사실은 익히 알려졌지만 황금기에는 특히 중요하다. 황금기엔 여성호르몬이 원활하게 분비되어야 효과적으로 체중을 감량할 수 있는데, 이 호르몬은 밤 10시에서 새벽 2시 사이에 주로 분비되므로 이 시간에는 꼭 수면 상태에 있도록 하자.

황금기에도 살이 안 빠지는 경우

이렇게 좋은 황금기라도 모두가 다이어트 효과를 볼 수 있는 것은 아니다. 생리주기 다이어트의 전제 조건은 바로 정상적인 여성호르몬 수치다. 생리불순, 생리전증후군, 생리통이 심하다면 황금기 다이어트 효과가 크지 않다.

여성호르몬이 정상일 때 지방분해가 잘되고 식욕도 억제되지만, 다낭성난소증후군이나 비만과 같이 에스트로겐이 과도하게 축적되는 경우에는 신진대사가 떨어지고 지방산화도 막아 체중이 오히려 증가한다. 저체중도 마찬가지다. 몸에 체지방이 너무 적으면 여성호르몬 분비가 적어서 살이 잘 빠지지 않고 무월경, 생리불순 같은 이상 증상도 나타난다.

여성의 다이어트, 남성의 다이어트

성별에 따라 다이어트 방법이 다르다

함께 다이어트하는 커플을 종종 본다. 그런데 남자친구의 다이어트 결과가 더 좋아 여자친구가 속상해하는 경우가 있다. 혼자 다이어트하는 것보다 커플이 함께 다이어트하는 것은 좋은 방법이다. 식이조절과 운동을 함께하면서 다이어트 의지를 길게 유지할 수 있기 때문이다.

하지만 같은 기간 동일한 조건으로 다이어트를 하는데 성별에 따라 감량 차이가 나는 이유가 무엇일까? 정말로 남자가 여자보다 살이 더 잘 빠질까? 대답은 '그렇다'이다. 남성이 여성에 비해 단기간에 살을 많이 뺄 수 있다. 하지만 다이어트 기간이 길어질수록 다이어트 결과는 서로 비슷해진다.

다이어트는 여성보다 남성에게 이득

유럽, 호주, 뉴질랜드에서 당뇨병 전 단계인 과체중 성인 2,200명을 대상으로 8주 동안 800kcal 정도의 음식을 먹는 다이어트 실험을 진행했다. 결과는 남성이 여성보다 16% 이상 살을 더 뺐고, 평균으로 보자면 여성은 9.9kg 남성은 11.8kg가 빠졌다.

살을 빼고 나서 이득도 남성이 더 크게 봤다. 체중이 감소하면서 실험 대상 중 35%의 사람들이 성별 구분 없이 당뇨 전 단계에서 벗어났다. 그런데 추가로 남성은 여성보다 심박수가 감소하고 체지방률도 줄었으며 당뇨병 위험까지 내려갔다. 반대로 여성은 칼로리 제한을 한 탓에 착한 콜레스트롤인 고밀도 콜레스트롤HDL 수치는 오히려 낮아지고 골밀도가 감소했다. 거기에 근육량이 줄어서 요요 현상에 더 취약해지게 되었다.

마지막으로 남성은 내장지방이 많이 빠져서 신진대사도 활발해지고 건강도 좋아졌지만 여성은 둔부 쪽 살이 많이 빠져서 건강상에 이득은 없고 신체 비율이 조금 더 나빠졌다. 결론적으로 보면 남성이 살이 더 잘 빠지고 살이 빠진 것에 대한 이득도 더 크게 본다는 것이다.

남성의 체중이 더 잘 줄어드는 이유

신진대사율과 기초대사량 차이

남성은 여성에 비해 근육량이 많아 그만큼 신진대사율이 더 높다. 근육은 많은 양의 에너지를 소모하므로 여성보다 살이 잘 빠지는 것이다. 또 기초대사량이 높다 보니 남성은 잠을 자거나 숨을 쉬기만 해도 여성보다 더 많은 칼로리를 소모한다. 같은 칼로리를 섭취한다면 남자가 여자보다 더 쉽게 체중 감량을 하게 되는 것이다.

호르몬과 체지방의 차이

남성은 근육 생성과 관련된 남성호르몬인 테스토스테론이 많고, 지방 축적 및 체중 증가와 밀접한 여성호르몬인 에스트로겐은 적다. 반대로 여성은 건강한 임신을 위해 하체에 혈류를 모으고 지방 축적을 유도하는 에스트로겐 때문에 하체 비만을 겪기가 쉽다.

체지방도 여성이 남성보다 평균 11% 정도 더 많다. 같은 칼로리를 섭취해도 여성이 남성보다 높은 체지방률을 유지하기 때문이다. 물론이 체지방률이 더 높다고 해서 여성이 건강하지 않다는 의미는 아니다.

내부지방과 피하지방의 차이

남성은 흡연과 음주, 과식을 자주하고 운동량까지 부족해 주로 복부, 특히 내장에 지방이 집중되는 경향이 있다. 반면 여자는 남성보다 다양한 부위에, 특히 피하지방이 집중된다. 피하지방은 내장지방에 비해 대사가 잘 되지 않아 분해되기 어렵고 더 늦게 빠진다.

예일대 의대 데이비드 카츠David Katz 교수에 따르면 "여성도 복부 지방이 빠지기는 하지만 남자가 애초에 복부 지방이 더 많기 때문에 빠지는 속도가 더 빠르다"고 한다. 즉, 남자들은 빠질 내장지방이 많아서 더 많이 빠지는 것이다.

여자의 다이어트 방법

운동을 하자

남성에 비해 근육량이 상대적으로 적은 여성은 다이어트 시 운동을 병행하는 것이 도움이 된다. 하루 30분 이상 유산소 운동을 하면 하체에 피하지방이 쌓이는 것을 예방할 수 있다. 또 다이어트하면서 줄었던 고밀도 콜레스트롤도 증가해 혈액순환이 원활해지고 혈관도 보호할 수 있으며 근육량 증가로 인해 골밀도도 높일 수 있다.

나이대를 기준으로 목표를 정하자

애초에 여성은 남성보다 체지방률이 높기 때문에 단순하게 10kg를 똑같이 뺀다는 것은 불가능하다. 그러므로 여성은 나이대에 따른 평균에 맞춰 적절한 목표를 잡는 것이 좋다. 여성들은 젊은 시절엔 여성호르몬의 영향으로 주로 하체에 지방이 축적되지만, 30대 중반 이후엔 여성호르몬이 줄고 남성호르몬이 증가해 복부비만 체형으로 변한다. 특히 폐경기가 되면 에스트로겐 분비가 부족해 내장지방이 급격히 늘어날 수 있으므로 시기에 맞는 다이어트를 해야 한다.

특정 부위가 안 빠져도 스트레스 받지 말자

가임기 여성들은 허벅지나 옆구리, 등 쪽에 지방이 많이 쌓인다. 건강적인 측면에서 이 부위가 지방을 저장하기에 더 유리하고 운동했을 때에도 지방 연소율이 더 높기 때문이다. 데이비드 카츠 교수는 “여성들이 가장 빼기 힘들어하는 부위가 대부분 건강에는 가장 피해가 없다”고 말한다. 따라서 이 부위의 살은 적절한 운동으로 천천히 빼는 것이 좋다. 특정 부위의 살이 잘 빠지지 않는다며 너무 스트레스를 받으면 강박증이 생길 수 있으므로 긍정적인 마인드가 필요하다.

장기적으로 유지하자

짧게 보면 남성이 여성보다 다이어트 효과가 높은 것이 사실이다. 하지만 장기적으로 보면 결국 서로 비슷해진다. 2006년 영국 BBC 방송국을 중심으로 한 연구에서 앳킨스 다이어트, 슬림패스트 등 4개의 상업 다이어트 프로그램을 적용한 결과 2개월까지는 남자가 여자에 비해 체중 감량 속도가 두 배 빨랐지만 6개월이 지나자 체중 감량 정도가 비슷해졌다. 단기 다이어트 효과에 집착하기보다는 장기적 측면에서 다이어트를 꾸준히 유지하는 것이 필요하다.

한 달에 몇 킬로까지 빼는 게 적당할까?

적당한 다이어트 속도

다이어트 광고를 보면 “한 달에 14kg을 뺄 수 있다”는 식으로 숫자를 강조한다. 주위를 봐도 누가 다이어트로 몇 주 만에 또는 한 달 안에 몇 kg을 뺐다고 이야기한다. 그렇다 보니 일정 기간 안에 몇 kg 이상은 반드시 빼겠다는 강박에 시달리곤 한다.

급격한 체중 감량의 문제점

급격하게 체중을 빼는 건 여러 가지 측면에서 좋지 않다. 빨리 감량하는 경우는 보통 두 가지다. 첫째는 굶다시피 하는 높은 수준의 칼로리 절식, 둘째는 고강도의 운동을 통한 감량이다. 살을 급격하게 빼면 생길 수 있는 문제점은 무엇일까?

첫째, 지방 대신 근육이 빠질 수 있다. 칼로리 절식이 지나치면 몸의 근육과 수분이 많이 빠지게 되어 근육량 또한 줄어든다.

둘째, 신진대사가 느려진다. 섭취한 영양물질을 몸 안에서 분해하고 합성하여 에너지를 생성하고 필요하지 않은 물질을 몸 밖으로 내보내는 대사 작용이 느려지면 감량 효율이 점점 줄어든다. 그래서 음식량을 더욱 줄이게 되고 결국 거의 굶는 상황이 된다.

셋째, 영양 불균형으로 탈모, 피로, 면역력 저하, 생리불순 등의 문제가 생긴다. 비타민, 미네랄은 물론이고 탄수화물 섭취도 제한되면 심각한 문제가 생긴다.

감량 속도 어느 정도면 적당할까?

한 달에 본인 몸무게의 3~5%

일주일에 0.5~1kg 정도를 빼는 속도로 한 달을 계산하면 월 2~4.5kg 정도가 빠지게 된다. 보통의 건강한 사람에게 이 정도의 감량은 크게 문제될 것이 없다. 하지만 체중이 100kg 이상인 경우라면 월 5kg 감량도 적을 수 있다.

이런 경우 체중 대비 %로 생각하면 된다. 보수적인 기준으로 한 달에 본인 몸무게의 3% 이내 감량이면 안전하다. 대부분의 건강한 사람은 5% 안쪽까지는 큰 문제가 없다.

다이어트 초기에 살이 많이 빠지는 이유

다이어트를 하다 보면 첫 달이나 첫 주에 체중이 급격히 빠지는 경우가 많다. 특별히 굶거나 운동을 많이 한 것도 아닌데 체중이 너무 빠져 오히려 걱정하는 사람도 있다. 하지만 걱정할 필요는 없다. 평소보다 섭취하는 칼로리를 좀 줄이다 보면 몸에서 글리코겐을 에너지원으로 우선 사용한다. 글리코겐은 물과 붙어 있기 때문에 글리코겐을 사용하면서 자연스럽게 필요 없어진 물도 배출되어 체중이 빠지는 것이다.

제대로 된 다이어트

제대로 된 다이어트의 장점은 무엇일까? 다이어트를 제대로 하면 빠진 체중이 오랫동안 지속되는 장점이 있다.

한 연구에서 103명이 12주간 급속 감량, 97명이 36주간 제대로 된 감량을 한 사례를 비교했다. 3년 뒤 두 그룹의 체중 유지 정도를 비교해보니 놀랍게도 두 그룹 모두 비슷했다. 이 연구에서 한 가지 중요한 점이 있는데 바로 급속 감량한 그룹이 전문 의료인에게 지도를 받았다는 것이다. 실제로 여러 연구나 논문을 보면 의료인에게 지도를 받으면 감량 성공률이 올라간다고 한다. 이는 의료인이 다이어터의 건강 상태를 수시로 체크하고 지도해 단기 감량의 나쁜 점을 상쇄하기 때문이다.

다이어트 사례 1

사무직 여성 A는 평소 아침은 안 먹고 점심은 대충 때운 뒤 오후 내내 사무실에서 과자로 군것질을 했다. 그리고 퇴근 후 먹고 싶은 것을 마음껏 먹었다. 다이어트를 하면서도 똑같은 패턴을 유지했고 저녁만 굶었다. 한 달 후 몸무게 60kg의 3%인 2kg가 빠졌다. 하지만 몸은 더 피곤해지고 생리불순도 생겼다. 체중은 다소 줄었지만 오히려 건강이 나빠진 것이다.

다이어트 사례 2

생산직 교대 근무를 하는 여성 B는 대학생 때 줄곧 40kg대를 유지했다. 그러다가 교대 근무로 직장 생활을 시작하면서 살이 빠르게 쪄서 2년 만에 60kg대가 되었다. 교대 근무 특성상 밤낮이 뒤바뀌면서 아침을 안 먹고 회사에서 점심을 과자로 때운 뒤 일을 마치고 폭식하곤 했다. 다이어트를 시작한 뒤 건강한 음식 위주로 아침과 점심을 먹고 저녁도 반드시 챙겨 먹었다. 하루 한두 끼만 먹다가 세 끼 모두 먹었을 뿐인데 한 달 만에 체중이 8kg 이상 빠졌다. 체중의 12% 정도나 빠졌는데 특히 체지방이 많이 빠졌다. 덕분에 몸이 가벼워지고 피부까지 좋아졌다.

나도 모르게 빠지는 효과적인 다이어트

적절한 감량 속도를 한 달에 4kg 정도, 또는 체중의 5%라고 이야기했지만 실제 임상에서 보면 한 달에 14kg이 빠질 수도 있고, 3kg이 빠질 수도 있다. 사람마다 감량 속도가 다르므로 속도에 집착하다 보면 오히려 건강을 해칠 수도 있다. 무엇보다 '제대로 된 다이어트'를 해야 한다. 굶어서 빼는 게 아니라, 제때 식사를 하면서 체중은 물론 체지방 비율도 줄이는 올바른 감량 방법이 중요하다.

때때로 의지력이 약하고 매번 다이어트에 실패해서 단기간에 쫙 빼고 나서 유지하고 싶다는 사람도 본다. 하지만 그럴 경우 백전백패다. 단기간에 쫙 빼고 유지하는 건 주로 운동선수들이나 가능한 다이어트 방법이다. 비시즌 때는 그냥 확 내려놓고 열심히 먹는 것으로 스트레스를 풀다가 시즌 때 확 빼고 유지한다. 운동선수들은 정신력과 인내력이 엄청나다. 일반인과 비교한다면 거의 초인적인 수준이다. 일반인의 경우 단기간의 체중 감량이라고 하면 대부분 굶어서 뺐을 뿐 생활 습관에는 변화가 없기 때문에 줄어든 체중을 유지하기가 굉장히 어렵다. 체중 감량보다 체중 유지에 더 큰 의지력이 필요하다는 걸 기억하자. 생활 패턴을 바꿔나가며 습관과 식욕 성형을 통해 시나브로 제대로 된 다이어트를 하는 것이 더욱 효과적이다.

다이어트 잡학사전 14

천천히 먹으면 살이 빠질까?

일본 오사카 대학교 연구팀에서 연구한 결과 빨리 먹는 사람은 과체중이 될 가능성이 그렇지 않은 사람보다 세 배나 높다고 한다. 다이어트의 정석은 균형 잡힌 영양소로 적게 먹고, 많이 움직이는 것이다. 그러나 또 하나 챙겨야 할 부분이 바로 밥 먹는 속도다. 식사 속도가 별거냐고 생각할 수도 있다. 하지만 식사 속도는 소화, 체중 감량, 나아가 건강에도 영향을 준다. 그렇다면 식사 속도 때문에 발생할 수 있는 문제는 무엇일까?

비만

포만감은 뇌의 작용 덕분에 느낄 수 있다. 음식을 충분히 섭취하면 우리 뇌는 몸에 그만 먹으라는 신호를 보낸다. 간략하게 과정을 그리면, ① 위가 늘어나면서 ② 소화 흡수되고 나오는 호르몬에 의해 ③ 미각, 후각, 촉각 등 음식을 먹는 감각을 통해 포만감이 뇌로 전해지는 것이다. 그런데 음식을 급하게 먹으면 20분 정도 소요되는 ②, ③ 과정이 제대로 충족되지 않는다. 음식을 급하게 먹으면 뇌가 포만감 신호를 우리 몸에 전달하기 전에 더 많은 양의 음식을 섭취하게 되어 비만으로 이어진다.

위염

빠른 시간 안에 많은 음식을 섭취하면 음식물을 충분히 씹지 않고 삼키게 된다. 이 경우 음식물이 소화를 위해 위에서 머무는 시간이 길어지고 그 만큼 위가 위산에 노출되는 시간도 늘어난다. 결국 위산 과다 분비로 위장 점막이 손상될 가능성이 커져 각종 위염이 발생하게 된다.

성인병

식사를 빨리 하는 사람들은 혈중 콜레스테롤 수치가 높아져 성인병에 걸릴 위험이 크다. 중성지방 수치가 증가해 고지혈증 위험이 높아지는 것은 물론, 고혈압과 당뇨 등을 유발하기도 한다.

제대로 된 식사 속도를 유지하는 방법

포만감을 느끼며 음식을 제대로 섭취하고 또 그 포만감을 오래 유지하려면 음식을 천천히 씹어서 먹어야 한다. 한입당 30~50번 이상 씹는 것이 좋다. 그리고 텔레비전이나 핸드폰을 보면서 식사하지 말고, 식탁에 음식을 제대로 차려놓고 의자에 앉아서 먹는 것이 좋다. 함께 식사하는 사람과 가능한 많은 대화를 나누며 식사하는 것도 좋다. 밥을 먹을 때 숟가락 대신 젓가락을 사용하는 것도 식사 속도 유지에 큰 도움이 된다.

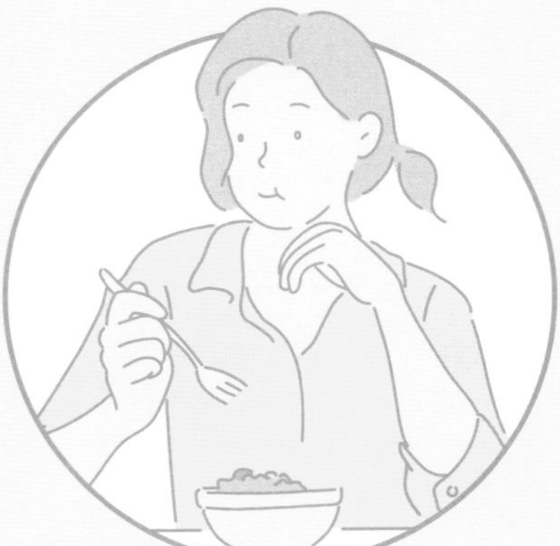

부록

한의학 다이어트의 궁금증 5

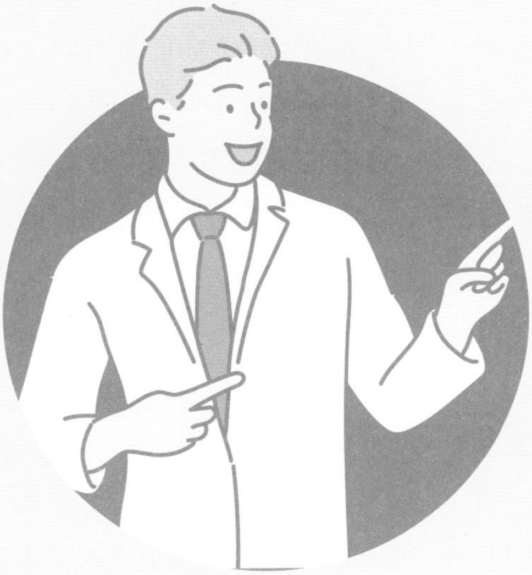

부록.
한의학 다이어트의 궁금증 5

Q1. 다이어트 약 복용 시 함께 먹지 말아야 할 약이 있을까요?

A. 원칙적으로 다이어트 한약과 함께 복용할 수 없는 약은 없다. 하지만 일주일 이상 처방 약, 영양제, 건강기능식품 등을 복용하고 있었다면 담당 한의사와 상담 후 겸복하는 것이 좋다. 어떤 종류의 약이든 장기간 복용하면 간 기능, 신장 기능 검사가 권유된다. 대표적으로 공황장애, 불면, 우울증 등을 치료하는 신경정신과 계열의 약과 피부과 처방약, 감기약, 소염진통제, 항생제 등을 복용하고 있었다면, 담당의와 상담하여 건강한 복용법을 따라야 한다. 또한, 홍삼이나 각종 건강기능식품 역시 복용 전 담당 한의사와의 진료 후 겸복하도록 하자.

Q2. 알약, 탕약, 시럽 등 다이어트 한약 제형 간에 효과 차이가 있나요?

A. 시중에 다양한 제형의 다이어트 한약이 출시되고 있다. 환제, 알약, 시럽에 이르기까지 복용하기 편리한 한약들은 서로 다른 모습으로 처방되어 많은 사람들의 건강한 다이어트에 도움을 주고 있다. 그렇다면 이러한 각기 다른 제형들을 복용했을 때 다이어트 효과는 똑같을까? 아니면 제형 간 효과 차이가 있을까?

결론부터 말하자면 다이어트 효과는 대부분 같다. 형태는 다를지라도 약을 구성하는 약재는 같으므로 다이어트 효과에 큰 차이가 없는 것이다. 하지만 제형 간 소화기관에서 흡수되는 속도가 다르기 때문에 환자에게 나타나는 반응은 조금씩 다를 수 있다.

① 탕약

가장 쉽게 접근할 수 있는 다이어트 한약이다. 탕약은 다이어트와 건강에 도움이 되는 약재를 물에 일정 시간 달이는 탕전법을 통해 만들어진다.

일반적으로 가장 많이 알려진 한약 제형인 탕약은, 액체 형태로 되어 있어 인체 내 소화관에 가장 무난히 흡수된다. 따라서 다이어트 한약이 흡수되는 과정에서 동반되는 소화기 불편 증상 역시 가장 적고 순하게 나타난다.

② 환약

환제는 다이어트와 대사 활성에 도움이 되는 약재를 환으로 빚어 만든다. 탕약보다 휴대가 간편해 선호되는 제형이기도 하다.

환으로 다이어트 한약을 복용할 경우 대개 크기가 작은 여러 개의 환 형태로 복용하게 된다. 단단하게 뭉쳐진 여러 개의 환을 체내로 흡수하기 때문에 물에 달인 탕약보다는 더 많은 시간이 걸린다. 따라서 환제는 복용 시 약효의 지속 시간 및 포만감이 길게 나타난다. 이는 환제만의 장점이기도 하다.

③ 알약

알약 형태로 되어 있는 다이어트 한약은 최근 가장 선호되는 제형이다. 복용 시 한약 특유의 향이 나지 않아 한약을 먹지 못하는 사람들도 손쉽게 복용할 수 있고, 한 알에서 세 알 정도 하루 세 번 복용하여 간편하게 건강과 체중을 관리할 수 있다.

다이어트 캡슐은 체내에 들어가면 겉을 감싸고 있는 경질 캡슐부터 녹기 시작한다. 캡슐 안에는 고농축의 다이어트 한약을 동결 건조한 과립이 들어 있다. 과립을 감싸고 있는 캡슐이 녹으면 고농도의 한약은 단기간에 체내에 흡수되며 강력한 효과를 낸다. 같은 약재로 구성된 다른 제형에 비해 더욱 빨리 흡수되어 강한 효과를 내는 것이 알약의 장점이다.

④ 시럽

시럽 형태로 되어 있는 다이어트 한약은 탕약의 장점에 휴대성을 더한 제형이다. 다이어트 탕약을 농축시켜 시럽 형태로 만들기 때문에, 탕약의 흡수력은 그대로 유지하면서 편리성을 더했다. 스틱 형태의 포장은 부피가 작고 휴대성이 좋아 언제든지 편리하게 복용할 수 있으며, 이와 더불어 탕약의 순한 흡수력으로 소화기에 불편감이 없다는 장점도 있다. 단점은 농축된 한약의 맛과 향이 좋지 않은 경우가 많아서 복용이 힘들 수 있다.

Q3. 다이어트 양약과의 차이점은 무엇인가요?

A. 다이어트 양약은 일종의 식욕억제제로 작용한다. 식욕을 느끼게 하는 두뇌 부분에 직접 작용하여 강력하게 식욕을 억제한다. 다이어트 처방 약은 대개 정신적인 부분에까지 작용하는 향정신성 의약품 계열의 처방 약으로 구성되며, 여기에는 관리 약물로 지정된 마약류가 상당 부분 포함된다. 마약류 특성에 따라 복용 시 강도 높은 부작용과 후유증이 발생할 수 있으며, 높은 의존성과 중독성을 유발하기 때문에 원칙적으로 3개월 이상 장기 복용이 불가능하다.

대표적으로 펜터민Phentermine 성분의 식욕억제제는 중추신경계 시상하부를 거쳐 식욕 인지 기능을 저하하기 때문에 식욕 억제 효과가 강력하다. 하지만 불면, 입 마름, 불안함, 초조함, 부정맥, 심장질환, 고혈압, 설사, 변비, 구토, 두통, 두드러기, 미각 이상, 발기부전 등 다양한 부작용이 발생할 수 있다. 특히 펜터민은 암페타민(마약류)과 매우 유사한 성분으로, 대부분의 나라에서 마약 성분 관리 약물로 지정되어 있다. 따라서 우리나라에서도 4주 이내 복용과 정해진 복용량을 준수하길 권고하고 있다.

다이어트 양약의 원리는 식욕을 억제하여 환자로 하여금 먹지 않게 하는 다이어트 효과를 지닌다. 이는 단식으로 살을 빼는 것과 마찬가지인 원리다. 약을 끊고 다시 원래대로 식사하면 요요 현상이 올 가능성이 있다. 약을 끊으면 이제껏 식욕을 차단하던 효과가 사라지고 다시 원래대로 식욕이 오르기 때문에, 식사량이 증가하며 약을 끊고 살이 찔 수도 있다. 따라서 다이어트 양약을 복용하기 시작했다가 반복적인 요요 발생으로 약을 먹었다 끊었다를 반복하게 되는 경우가 있는데, 이는 몸에 장기적인 내성을 일으켜 점차 높은 강도의 약이 아니면 더 이상의 식욕 억제 효과를 볼 수 없게 만든다.

다이어트 한약은 전체가 소위 말하는 생약 즉, 한약재로 구성되어 있다. 다이어트 양약처럼 식욕을 느끼게 하는 스위치를 단숨에 끌 수는 없지만, 간접적인 식욕 억제 효과로 다이어트를 목표로 하는 환자의 식단 관리에 도움을 준다.

한약은 단일 성분이 아니라 여러 생약의 복합적 생리 반응을 통해 자연스럽게 식욕 조절을 돕고 부작용을 낮춘다. 신진대사를 활성화하는 자연 유래의 한약재들은 선조들로부터 쌓아온 처방 경험 덕분에 매우 안전하며, 식물 생약 특성상 의존성과 중독성의 염려가 적다. 또한 식욕 억제를 간접적으로 돕고 신체 활성화 반응을 통해 체지방 분해를 도와 단식 위주의 다이어트보다 체지방률을 낮추는 데 기여한다.

Q4. 다이어트 한약의 효과는 무엇인가요?

A. 첫째, 신진대사를 촉진한다. 다이어트 한약은 체내 열 대사를 촉진하여 열을 발생시킨다. 신진대사를 활성화하는 한약재들은 심박수와 심박출량 증가를 통해 24시간 에너지 소모량을 증가시켜, 가만히 있어도 운동하는 것과 유사한 생체 반응을 만든다. 이렇게 다이어트 한약은 체지방 분해에 도움을 주어 체지방률을 낮춘다.

둘째, 포만감을 준다. 다이어트 한약은 위장관 평활근을 이완시키고 장의 연동운동을 억제해 포만감을 준다. 즉, 소화 속도를 적절히 조절해 공복 시에는 배고픔을 줄이고 식사 시에는 포만감을 빠르게 발생시켜 식사량이 자연스럽게 줄도록 돕는다.

셋째, 다이어트 한약은 중추신경을 자극하여 교감신경을 활성화한다. 이는 간접적인 식욕 억제 효과와 피로도 감소, 운동 수행 능력의 향상을 돕는다. 또한 땀을 내게 하여 몸을 이완시킨다는 '발한해표發汗解表', 폐기를 잘 통하게 하여 숨을 편하게 하는 '선폐평천宣肺平喘', 소변을 잘 나오게 해서 부기를 없애는 '이수소종利水消腫', 혈행을 원활하게 하여 조직에 활력을 불어 넣는 '온경통락 溫經通絡' 하는 약재들이 배오되어 순환부전, 손발 붓기, 수족냉증 등에 호전을 보인다.

넷째, 체지방의 분해를 돕고 체지방의 체내 흡수는 막는다. 다이어트 한약은 지방조직에서 산소포화도를 높인다. 이는 에너지 소비율도 증가시켜 결과적으로 체지방 분해를 촉진한다. 또한 한약은 췌장 효소의 활성을 90% 이상 저해하여 소화관 내 지방 흡수를 막고 콜레스테롤의 흡수를 방지한다. 이러한 기전으로 다이어트 한약은 체지방률을 낮추는 데 도움을 주어 요요 현상을 예방하는 효과가 있다.

Q5. 다이어트 한약 먹어도 정말 안전한가요?

A. 국립독성연구원에서 한국한의학연구원에 의뢰한 〈유독 한약재의 한방 임상에서 통상 투여 용량에 의한 간독성 연구〉에 따르면 한의원에서 일반적으로 처방하는 양의 한약은 몸에 가시적인 독성을 만들어내지 않는다.

이는 다이어트 한약도 마찬가지다. 한약이 소화관 내로 흡수되면 체내 유효 시간은 서너 시간이다. 성분 단위로 추적해도 복용 후 24~48시간이면 소변을 통해 완전 배설된다. 이 과정에서 한약의 주요 성분들은 신장과 간에서 대사를 거의 받지 않고 몸 밖으로 빠져나간다. 즉, 한의사에게 처방받아 몸에 적합한 한약은 간세포와 신장세포에 거의 영향을 미치지 않고 효과적으로 기능을 돕는다는 것이다.

일전에 매스컴에서 다루어 논란이 일었던 다이어트 한약은, 한의사가 처방한 약이 아닌 무면허 건강원 등에서 허가를 받지 않고 조제한 한약임이 확인되었다. 다이어트 한약에 들어가는 대부분의 한약재는 한의사만 취급 가능한 전문 한약재로 일반인이 함부로 취급해서는 안 된다. 반드시 면허가 있는 한의사에게서만 다이어트 한약을 처방받아야 한다.

한의사 살빼남이 알려주는 건강한 다이어트
무엇이든 살 빼드립니다

1판 1쇄 발행일 2021년 9월 30일
지은이 김희준, 김린, 유수빈, 박다빈, 이연지, 구정모
펴낸이 김민희, 김준영

편집 김민희, 김준영
디자인 이유진
영업 마케팅 김영란

펴낸곳 두사람
팩스 02-6442-1718
메일 twopeople1718@gmail.com
출판등록 2016년 2월 1일

ISBN 979-11-90061-30-8 13510